監修・虎の門
著・福家 幸/山岡 麗/千崎陽子

導尿・浣腸・摘便ができる

[Web動画付]

医学書院

ご注意

本書に記載されている治療法や看護ケアに関しては，出版時点における最新の情報に基づき，正確を期するよう，著者，編集者ならびに出版社は，それぞれ最善の努力を払っています．しかし，医学，医療の進歩から見て，記載された内容があらゆる点において正確かつ完全であると保証するものではありません．

したがって，看護実践への活用にあたっては，常に最新のデータに当たり，本書に記載された内容が正確であるか，読者ご自身で細心の注意を払われることを要望いたします．本書記載の治療法・医薬品がその後の医学研究ならびに医療の進歩により本書発行後に変更された場合，その治療法・医薬品による不測の事故に対して，著者，編集者，ならびに出版社は，その責を負いかねます．

株式会社　医学書院

導尿・浣腸・摘便ができる［Web動画付］

発　行　2015年7月1日　第1版第1刷Ⓒ

監　修　虎の門病院看護教育部

著　者　福家幸子・山岡　麗・千﨑陽子

発行者　株式会社　医学書院
　　　　代表取締役　金原　優
　　　　〒113-8719　東京都文京区本郷 1-28-23
　　　　電話　03-3817-5600（社内案内）

組　版　明昌堂

印刷・製本　山口北州印刷

本書の複製権・翻訳権・上映権・譲渡権・公衆送信権（送信可能化権を含む）は㈱医学書院が保有します．

ISBN978-4-260-02391-7

本書を無断で複製する行為（複写，スキャン，デジタルデータ化など）は，「私的使用のための複製」など著作権法上の限られた例外を除き禁じられています．大学，病院，診療所，企業などにおいて，業務上使用する目的（診療，研究活動を含む）で上記の行為を行うことは，その使用範囲が内部的であっても，私的使用には該当せず，違法です．また私的使用に該当する場合であっても，代行業者等の第三者に依頼して上記の行為を行うことは違法となります．

JCOPY 〈出版者著作権管理機構　委託出版物〉

本書の無断複製は著作権法上での例外を除き禁じられています．複製される場合は，そのつど事前に，出版者著作権管理機構（電話 03-3513-6969，FAX 03-3513-6979，info@jcopy.or.jp）の許諾を得てください．

はじめに

看護師になって誰もが最初に不安を抱くことの筆頭に，看護技術が挙げられると思います．どんなに知識をもち，思いやりのある看護師であっても，看護技術が身に付いていなければ患者さんから真の信頼を得ることはできません．自信を持ってできるようになるには経験を重ねることが必要ですが，学生時代の実習でできることは限られています．

看護技術は，業務をスムーズに進めるためのものではありません．患者さんのニーズ（回復したい，不調の原因を知りたいなど）を満たすためのものです．そのことをいつまでも忘れずに，患者さんによりよい看護を提供するための技術を練習し，磨いていただきたいと思っています．

看護技術において最も大切なのは，根拠です．自分が行う行為一つひとつの根拠をしっかり確認しましょう．なお，根拠は唯一無二とは限りません．一つの行為について，異なる複数の根拠が考えられ，どちらが正しいか悩むこともあります．その場合は，時代の要請を考慮したり，みんなで議論したりすることによって，どれを採用するか決定していきます．

根拠がわかったら，あとは学習と経験あるのみです．まずは施設で作成しているマニュアルや，本書のような手引書でしっかり学習したうえで，先輩の技術を積極的に見学させてもらいましょう．本書でも，実際の動きをイメージしやすいよう，動画を付録としてご用意しました．モデル人形などの練習台が身近にある場合，それらを利用して練習を重ねましょう．練習である程度自信がついたら，次に自分の技術を先輩に見てもらいましょう．先輩のOKが出たら，一人で実施できるようになります．

一度習得した技術についても，時折点検することが大切です．最新のマニュアルや文献を確認し，自分が正しいと思っている根拠が現在も通用するものであるか調べましょう．特に，感染対策や医療安全に関する知見はどんどん発展しています．根拠そのものを見直すことも，時に必要となってくるでしょう．

本書で扱っている物品や根拠なども，唯一無二のものではなく，様々な知見や製品が世の中に出回る中，虎の門病院内で議論のうえ，選択しているものです．細かい考え方や状況は施設によって相違もあるかと思いますが，各施設で吟味した結果を大切にしてください．吟味するためのたたき台の一つとして，本書をご活用いただければと思います．

本書が看護技術に不安を持つ看護師・看護学生を始め，技術に関するマニュアルを整備したいと考える施設や学校など，多くの方々のご参考になりましたら幸いです．

2015年初夏

著者一同

著者紹介

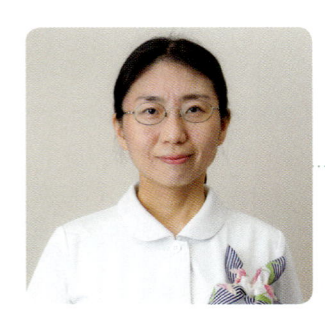

福家 幸子
虎の門病院看護部次長（教育担当）

聖路加看護大学大学院博士前期課程修了（看護教育学専攻）．虎の門病院で病棟（外科，内科，精神科，ICUなど）と看護教育部（専任教育担当）を数年ごとに異動．その間チーフナース（主任），管理看護師長を経験し，2014年より現職．

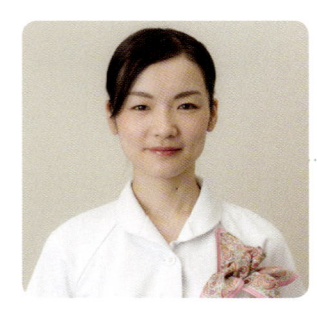

山岡 麗
虎の門病院混合病棟チーフナース

愛媛大学医学部看護学科卒業．虎の門病院消化器・呼吸器系病棟，血液内科病棟で看護師，チーフナース（主任）として臨床経験を積んだ後，2013年より看護教育部チーフナースを経験し，2015年より現職．

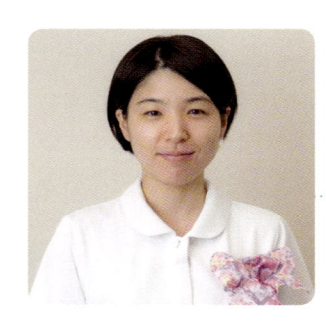

千﨑 陽子
虎の門病院看護教育部チーフナース

佐賀大学医学部看護学科卒業．虎の門病院循環器系病棟で看護師，チーフナース（主任）として臨床経験を積んだ後，2013年より現職．

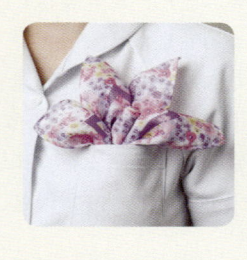

胸元のハンカチ
～虎の門ナース秘話

　虎の門病院のナースは，無機質な白衣に華を添えるため，胸元にカラフルなハンカチを飾ってきました．ハンカチは，急変や負傷した人に遭遇した際など，さまざまな応急処置に使える便利グッズです．それを胸ポケットに常備していたのが始まりだと，先々代の看護部長から聞きました．
　最近はお店の売り場でもタオル地のハンカチが主流となり，普通のハンカチーフを買う人が少なくなりました．でも，胸元に飾れば患者さんが注目してくださり，「今日はオレンジ色だね」などの会話も弾みます．病室で安静を強いられている患者さんにとって，ナースのハンカチーフの花は心を和ませ，見るのを楽しみにしてくださっている方もいるようです．

目次

はじめに　iii
本書の構成と使い方　vi
動画目次　viii

導尿

導尿の種類と適応　2
膀胱・尿道の解剖と機能　4
尿について知っておきたいこと　5

1 持続的導尿ができる　7
▶女性　8
▶男性　29
持続的導尿　管理のポイント　39
▶留置カテーテルの抜去　45

2 一時的導尿ができる　51
▶女性　52
▶男性　65

浣腸・摘便

下部消化管の解剖と機能　78
便について知っておきたいこと　80
浣腸・摘便の適応　84

3 浣腸ができる　87

4 摘便ができる　101

導尿・浣腸・摘便に関する合併症・事故の予防と対処　113
索引　116

デザイン　　　　　hotz design inc.
撮影　　　　　　　亀井　宏昭
表紙イラスト協力　田中美穂〈東邦大学健康科学部（仮称）
　　　　　　　　　設置準備室 講師〉
協力　　　　　　　株式会社京都科学

本書の構成と使い方

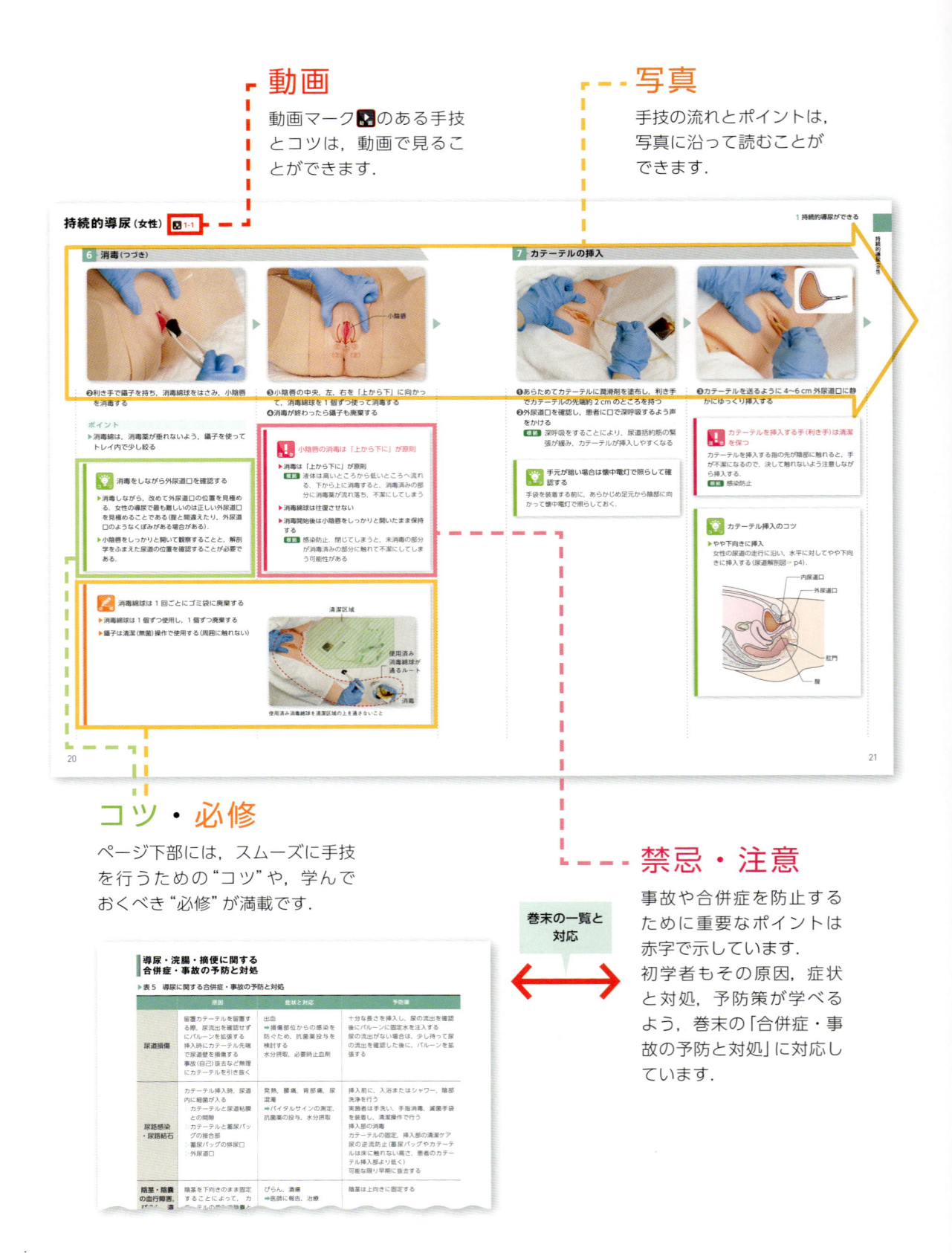

動画
動画マーク▶のある手技とコツは，動画で見ることができます．

写真
手技の流れとポイントは，写真に沿って読むことができます．

コツ・必修
ページ下部には，スムーズに手技を行うための"コツ"や，学んでおくべき"必修"が満載です．

巻末の一覧と対応

禁忌・注意
事故や合併症を防止するために重要なポイントは赤字で示しています．
初学者もその原因，症状と対処，予防策が学べるよう，巻末の「合併症・事故の予防と対処」に対応しています．

アイコン一覧

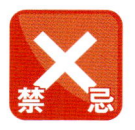

禁忌 やってはいけないこと

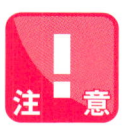

注意 事故・合併症予防のために重要なこと

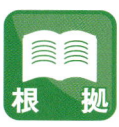

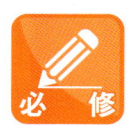

根拠 根拠，理由

必修 学んでおくべきこと

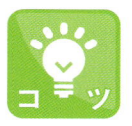

コツ スムーズに手技を行うためのコツ

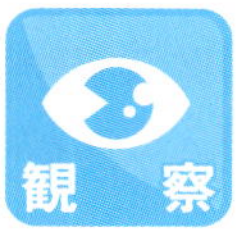

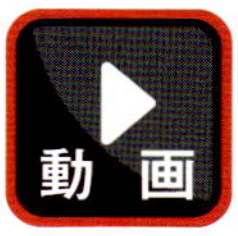

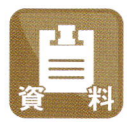

観察 観察すべき項目

資料 知っておきたいこと

動画 動画がある項目

「手指衛生」について

本書では「手指衛生を行い」という手順が各所で出てきます．これには，流水と石けんによる手洗いと手指消毒用アルコール製剤による手指消毒の両方が含まれます．

手指消毒用アルコール製剤による手指の正しい消毒手順（15秒間すりこむことが目安）

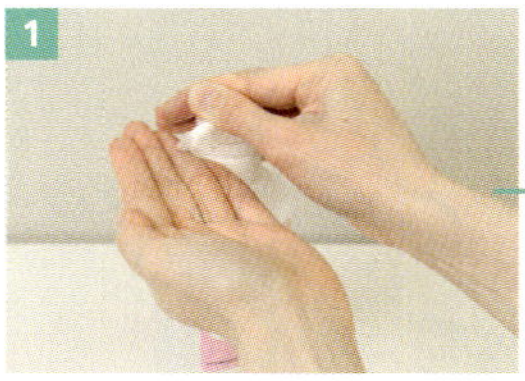

1. ジェル状の手指消毒用アルコール製剤を適量，手のひらにとる 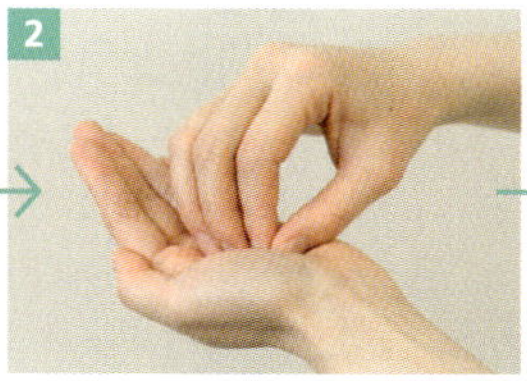
2. 指先と指の背（爪）を，もう片方の手のひら上でこする（両手） 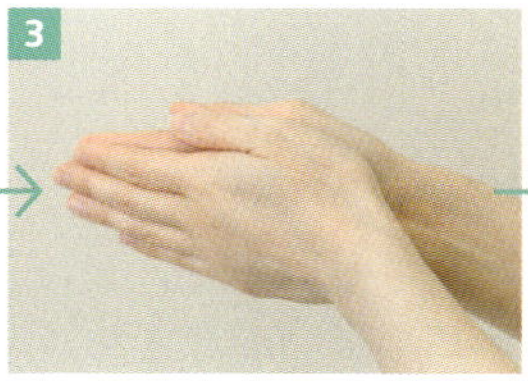
3. 手のひらと手のひらをこすり合わせる 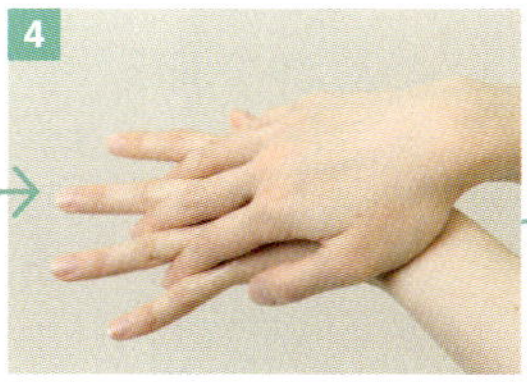
4. 手の甲をもう片方の手のひらでこする（両手） 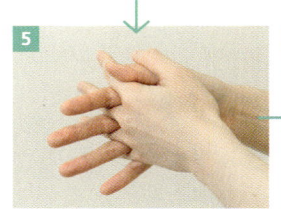
5. 指を組んで両手の指の間をこすり合わせる 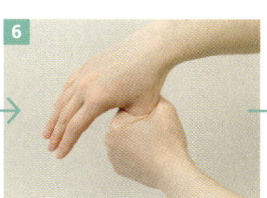
6. 母指をもう片方の手で包み，ねじるようにこする（両手） 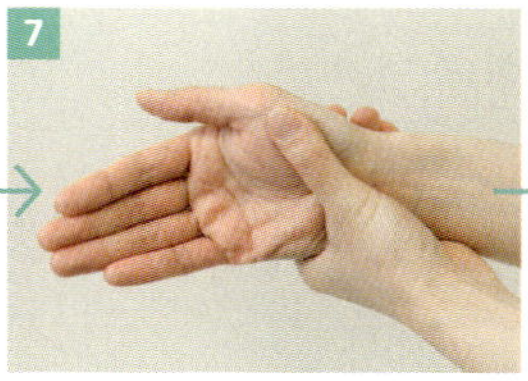
7. 両手首まで丁寧にこする 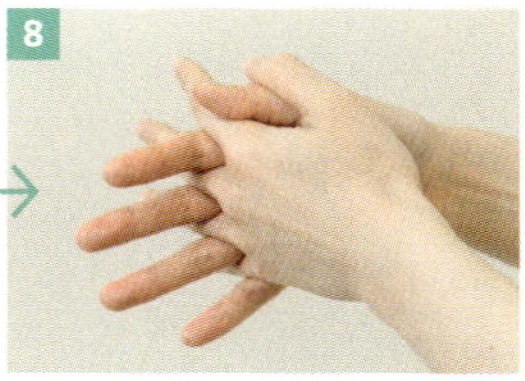
8. 乾くまですりこむ

※流水と石けんによる手洗いは成書参照

動画目次

▶動画 導尿

1 持続的導尿
- **1-1** 持続的導尿（女性）8
  - 1-2 バスタオルで足を覆う 10
  - 1-3 両膝を立てクッションで支える 11
  - 1-4 シート内側の清潔を保つ 12
  - 1-5 トレイ内の物品の準備 16
  - 1-6 消毒 19
  - 1-7 固定水を注入する 22
  - 1-8 手袋の外し方 24
  - 1-9 留置カテーテルをテープで固定 25
- **1-10** 持続的導尿（男性／介助あり）29
- **1-11** 持続的導尿（男性／介助なし）29
  - 1-12 消毒 32
  - 1-13 挿入〜バルーン固定（介助あり）33
  - 1-14 挿入〜バルーン固定（介助なし）33
  - 1-15 挿入時の泌尿器内部の様子 33
- **1-16** 留置カテーテルの抜去 45
  - 1-17 バルーン内の固定水を抜く 46

2 一時的導尿
- **2-1** 一時的導尿（女性）52
  - 2-2 トレイ内の物品の準備 56
  - 2-3 カテーテル挿入〜排尿 59
  - 2-4 カテーテルを丸めて持つ 59
- **2-5** 一時的導尿（男性／介助あり）70
- **2-6** 一時的導尿（男性／介助なし）70
  - 2-7 挿入時の泌尿器内部の様子 71

▶動画 浣腸・摘便

3 浣腸
- **3-1** 浣腸 88
  - 3-2 実施前のアセスメント 88
  - 3-3 循環動態のアセスメント 90
  - 3-4 浣腸器の準備 92
  - 3-5 カテーテル挿入〜浣腸液注入 95
  - 3-6 便器の用意 98
  - 3-7 便器の片付け 99

4 摘便
- **4-1** 摘便 102
  - 4-2 実施前のアセスメント 103
  - 4-3 指の挿入〜便摘出 108
  - 4-4 便器を外す 112
  - 4-5 ゾーニング 112

本書の動画の見かた

本書で ▶マークがついている技術の動画をご覧いただけます．右記 QR コードまたは URL のサイトにアクセスし，ID と PASS（巻頭シールに掲載）を入力してください．

QR

URL http://www.igaku-shoin.co.jp/prd/02391/

本 Web サイトの利用ライセンスは，本書 1 冊につき 1 つ，個人所有者 1 名に対して与えられるものです．第三者への ID・PASS の提供・開示は固く禁じます．また図書館・図書施設など複数人の利用を前提とする場合には，本 Web サイトを利用することはできません．不正利用が確認された場合は，閲覧できなくなる可能性があります．

導尿

導尿という技術は，カテーテルを上手に膀胱に
入れられればよいというものではありません．

導尿が必要という判断，患者さんへの声かけや配慮，
清潔（無菌）操作，尿の観察とアセスメント，患者さんの身支度や後片づけ，
報告，記録など，すべてを統合して導尿という看護技術が成立します．

始めから一連の技術を通して習得するのは難しいので，
まずはパーツに分け，一つひとつの動作・作業の根拠や意味，
知識をしっかり確認しながら小分けに習得していきましょう．
難しい箇所は取り出して反復練習することが効果的です．

その後，導尿に至るまでの判断や指示受け，
準備，実施，事後の処理や観察までの流れを，
スムーズにできるよう練習を重ねましょう．

最後に，一連の流れを先輩に見てもらい評価を受けて，
技術と自信を確実なものにしましょう．

導尿の種類と適応

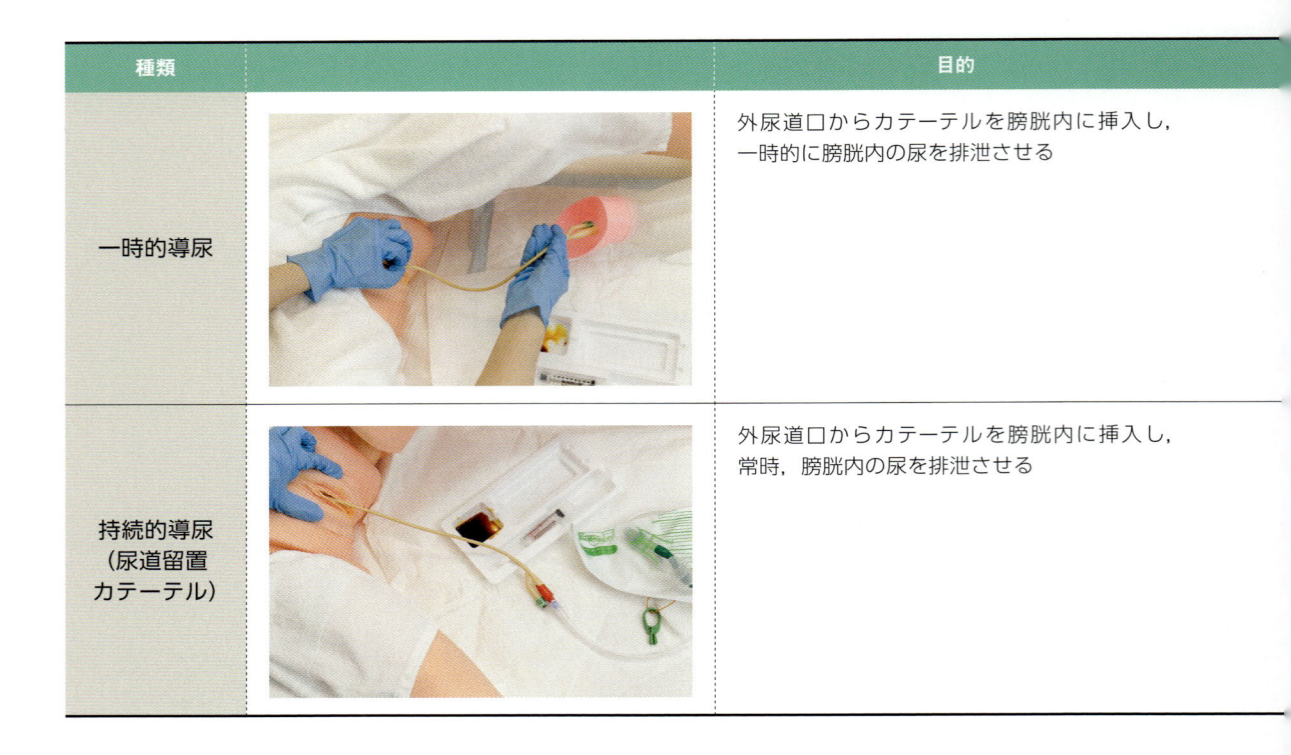

種類	目的
一時的導尿	外尿道口からカテーテルを膀胱内に挿入し，一時的に膀胱内の尿を排泄させる
持続的導尿（尿道留置カテーテル）	外尿道口からカテーテルを膀胱内に挿入し，常時，膀胱内の尿を排泄させる

カテーテルの種類

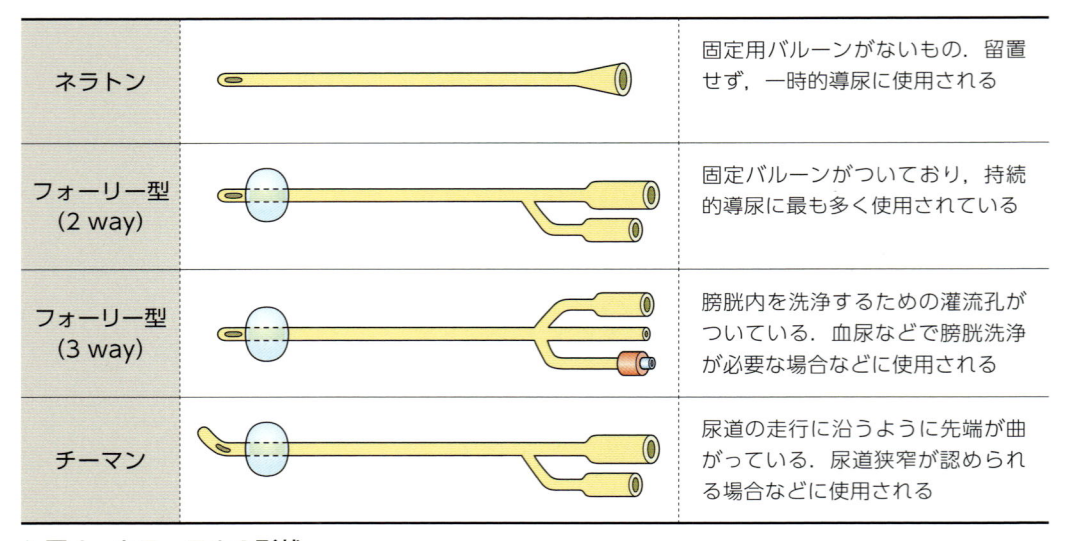

種類	目的
ネラトン	固定用バルーンがないもの．留置せず，一時的導尿に使用される
フォーリー型（2 way）	固定バルーンがついており，持続的導尿に最も多く使用されている
フォーリー型（3 way）	膀胱内を洗浄するための灌流孔がついている．血尿などで膀胱洗浄が必要な場合などに使用される
チーマン	尿道の走行に沿うように先端が曲がっている．尿道狭窄が認められる場合などに使用される

▶図1　カテーテルの形状

▷市販されているカテーテルは 6〜26 Fr（1 Fr = 1/3 mm）である．
▷小児は 6〜10 Fr，成人は 12〜26 Fr を使用する．
▷通常，成人には 14〜16 Fr を使用し，第一選択は 14 Fr である（14 Fr = 4.67 mm）．
▷細い方が尿道粘膜の損傷や痛みを生じにくい．
▷血尿などによりカテーテルの閉塞が認められる場合，20 Fr 以上のものが選択される．

6 Fr　14 Fr　16 Fr
(2 mm)　(4.67 mm)　(5.33 mm)

	適応	ページ
	▶乏尿・無尿または尿閉の鑑別が必要な場合 ▶尿閉などの排尿困難がある場合 ▶残尿測定や膀胱内圧測定など検査が必要な場合 ▶下腹部や陰部の手術創の排尿による汚染防止が必要な場合 ▶出産時，児娩出を容易にする処置として必要な場合 ▶無菌尿の採取	p51
	▶尿閉などの排尿困難が持続する場合 ▶手術，検査，処置などで身体的な安静の保持が必要な場合 ▶時間ごとの尿量の測定，観察や水分出納の厳密な管理が必要な場合 ▶手術創や褥瘡などへの尿汚染を予防したい場合 ▶救命救急処置時や終末期にある患者など，身体の安静と尿路の確保が必要な場合	p7

▶表1　カテーテルの材質と特徴

材質	特徴
天然ラテックスゴム	天然ゴム100%（ラテックスアレルギーに注意が必要）
シリコンコーティング	天然ラテックス（天然ゴム）にシリコンをコーティングしたもの
親水性コーティング	天然ラテックスに親水性素材をコーティングしたもの．親水性コーティングにより，尿道内の摩擦が和らげられ，尿道粘膜への刺激が少ない
銀コーティング	天然ラテックスに銀コーティングをし，さらに親水性素材をコーティングしたもの．銀の抗菌作用を利用しており，細菌の付着を低下させ感染に強い．ただし，ラテックスへのコーティング製品のなかでは最もコストがかかる
熱可塑性エラストマー	常温ではゴム弾性を示す材質で，柔軟性・伸縮性に優れている．ラテックスフリー
オールシリコン	シリコンゴム100%．ラテックス製と比較して内腔が広いため，血尿や膿尿による閉塞が少ない，結石が形成されにくいなどの特長をもつ．ただし，材質が硬いため尿道粘膜への刺激が強く，尿道痛をもたらす場合がある．ラテックスフリー

▷コーティングが剥がれる可能性があるため，アルコールなどの有機溶剤でカテーテルを拭いてはならない．
▷油性の潤滑剤ではカテーテルが破損するため，水溶性潤滑剤を使用する．

膀胱・尿道の解剖と機能

尿道（女性）：尿道の長さは 3〜4 cm と短いため，膀胱炎などの尿路感染症を起こしやすい

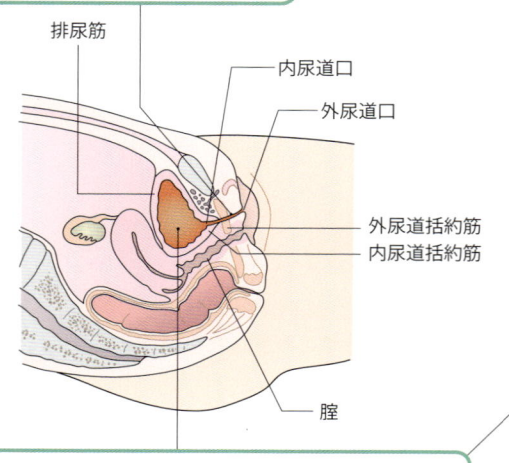

尿道（男性）：尿道の長さは 16〜20 cm で，前立腺部（3〜3.5 cm），隔膜部（1〜2 cm），海綿体部（11〜15 cm）に区別する

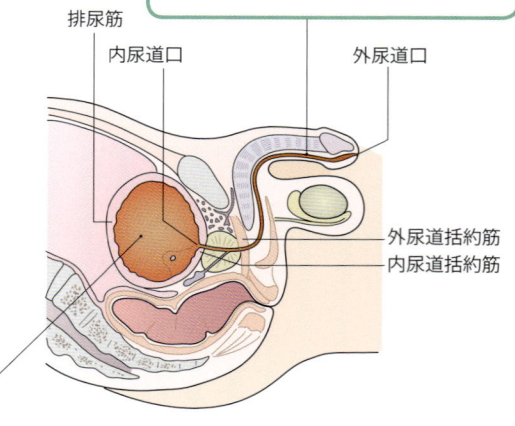

（女性図の指示線ラベル）排尿筋／内尿道口／外尿道口／外尿道括約筋／内尿道括約筋／腟

（男性図の指示線ラベル）排尿筋／内尿道口／外尿道口／外尿道括約筋／内尿道括約筋

膀胱：膀胱は平滑筋性の袋で，骨盤内で恥骨結合のすぐ後ろにあり，腹膜がその上面と後面を覆う．容量は平均して 300 mL であるが，生体観察では 200〜500 mL と個人差が大きい．尿閉など病的な場合は約 1,000 mL 以上尿が貯留することもある

内尿道括約筋（不随意筋）／外尿道括約筋（随意筋）／排尿筋：膀胱から尿道が始まる部分には，平滑筋性の内尿道括約筋と横紋筋性の外尿道括約筋とがある．外尿道括約筋は意思によってコントロールされる．内尿道括約筋が弛緩して尿道が開くと膀胱の排尿筋は収縮し，尿を排泄する

▶図2　膀胱・尿道の解剖

排尿のしくみ

① 膀胱内圧は常時一定に保たれているが，尿が蓄積されると膀胱内圧は上昇する．
② 膀胱内圧が 15〜20 cmH$_2$O に達すると膀胱壁が伸展され，その情報が骨盤神経を通って腰髄，仙髄の排尿中枢に伝えられ，その後，脳に伝わり「尿意」を感じる（この内圧に達する尿量は条件によって異なるが通常は 200〜250 mL である）．
③ 尿意が起きると脳は，交感神経を経て排尿抑制のインパルスを発し，排尿筋の収縮力を低下させるとともに，内尿道括約筋の収縮力を増強させて，排尿の発現を防止しようとする．
④ 膀胱の充満の度合いが高度であると，尿意が持続的に起きてくる．
⑤ 排尿の準備態勢が完了したら，意識的にこれらの抑制を除去することで，今度は副交感神経系を介して排尿筋の収縮，内尿道括約筋の弛緩が起こる．
⑥ 次いで外尿道括約筋を弛緩させて尿道が開き，一気に排尿が行われる．

尿について知っておきたいこと

尿

- 尿は，血液が糸球体で濾過された血漿成分を原料とし，尿細管で再吸収および分泌を受け，腎盂・尿管を経て膀胱に貯留後，最終的に体外に排泄される．
- 尿の産生過程で，腎臓は老廃物や有害物質の排泄や水電解質や酸塩基平衡の調節などを通じて体液の恒常性を維持している．
- 尿は食事内容や量，疾患の存在や進行度に左右されるため，健康状態の判定や各種疾患を診断するうえで重要である．

尿の性質

- 1日の尿量：1,000～2,000 mL
- 色調：淡い麦わら色～黄褐色．色素であるウロクロームまたはウロビリンによる．
- pH：弱酸性(pH 5～7)
- 比重：1.003～1.030(24時間尿)
- 成分：水95％，固形物5％．固形物の半分は有機物である尿素であり，残りが無機物で，その半分がナトリウムとクロールである．飲食物・運動・発汗・体温上昇などのいろいろな条件によって，時々刻々と著しく変化するのが特徴である．

▶表2 尿の異常

種類		状態	主な原因
尿量の異常	無尿	尿の排出がなく，残尿がない場合（膀胱に尿が貯留してない状態） 1日の尿量が 100 mL 以下	▶腎前性：ショック・出血・心疾患などによる循環不全，下痢・嘔吐・高度発汗などによる循環血漿量の減少，血栓形成などによる腎動脈の閉塞 ▶腎性：急性尿細管壊死，腎炎，ネフローゼ症候群，慢性腎盂腎炎，水腎症，腎結核，嚢胞腎 ▶腎後性：尿路の結石・腫瘍・炎症性狭窄，消化管・骨盤内悪性腫瘍による圧迫や浸潤
	乏尿	1日の尿量が 400 mL 以下	
	多尿	1日の尿量が 2,000〜3,000 mL 以上に増加した場合	▶血糖コントロールが悪い糖尿病 ▶尿崩症　　▶多飲 ▶慢性腎不全の初期
排尿の異常，排尿障害	頻尿	排尿回数 10 回以上/日，1回尿量の増加が見られない	▶過活動膀胱　　▶残尿，多尿 ▶尿路感染，炎症　　▶腫瘍 ▶心因性
	尿失禁	膀胱に貯留した尿が不随意に漏れてしまう	▶腹圧性尿失禁（骨盤底筋群の緩み） ▶切迫性尿失禁（脳血管障害，前立腺肥大症） ▶溢流性尿失禁（前立腺肥大症） ▶機能性尿失禁（身体運動機能の低下，認知症）
	尿閉	膀胱に尿が貯留し，尿意があるにもかかわらず尿を排出できない	▶下部尿路の通過障害（前立腺肥大症） ▶膀胱の神経障害（糖尿病・脊髄損傷などに起因する神経因性膀胱） ▶薬剤性（副交感神経遮断薬，交感神経刺激薬） ▶心因性（臥床したまま排泄することに不慣れ，尿器から漏れるのが心配，など） ▶手術後・膀胱鏡検査後の疼痛，緊張で腹圧がかけられない
尿性状の異常	ミオグロビン尿	茶褐色尿 尿潜血陽性，尿沈渣では赤血球（−）	▶激しい運動で筋肉から放出されたミオグロビンが血中から尿中に出る ▶横紋筋融解症による急性腎不全
	乳び尿	尿中にリンパ液と脂肪球が出現，牛乳様の白色尿	▶骨盤腔内のリンパ管が悪性腫瘍の浸潤やフィラリア原虫の侵入によって尿路と交通を生じる ▶脂肪に富んだ食物の摂取
	蛋白尿	混濁，泡立ち	▶腎臓の濾過機能低下
	血尿	赤血球が尿にまじる，褐色尿，鮮赤色尿	▶尿路の腫瘍，急性腎炎，IgA 腎症 ▶血友病，血小板減少症
	膿尿	白血球が混入，黄白色，米のとぎ汁様	▶尿路の炎症，尿路結核
	混濁尿	白っぽく濁る，浮遊物	▶尿に含まれる塩類の結晶化　　▶帯下が尿に混じる ▶尿路感染，性感染症　　▶尿路結石
	褐色尿	黄褐色尿，尿潜血陰性，ビリルビン（＋）	▶腸肝循環の障害 ▶ビリルビンの胆汁中への排泄不良 ▶閉塞性黄疸，肝細胞の機能低下
	濃縮尿	濃黄色	▶脱水，発熱

1 持続的導尿ができる

目的

排尿障害などにより，頻繁に一時的導尿が必要な場合や，術中・術後，急性期疾患など水分出納管理が必要な場合に，膀胱内にカテーテルを留置して尿を排泄させる．

目標

- ☑ 排尿に関する解剖生理を理解できる
- ☑ 持続的導尿の必要性を理解できる
- ☑ 持続的導尿の適応を理解している
- ☑ 患者の病態についての知識がある
- ☑ 持続的導尿を清潔操作で安全・安楽に実施できる
- ☑ 患者の羞恥心や苦痛に配慮できる
- ☑ 尿の性状・量をアセスメントできる
- ☑ 合併症と合併症が生じたときの対処法を知り実施できる
- ☑ 感染予防策を励行できる

持続的導尿（女性） 動画 1-1

1 必要物品の準備，患者説明

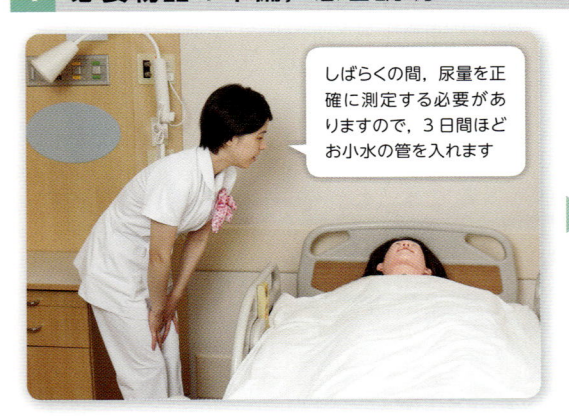

しばらくの間，尿量を正確に測定する必要がありますので，3日間ほどお小水の管を入れます

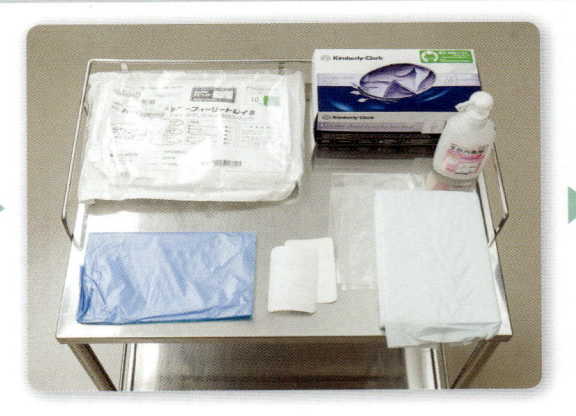

❶事前にアレルギー（ヨード，ラテックス）の有無を確認しておく
❷患者に持続的導尿の必要性を説明する

ポイント
▶何のために，どのくらいの期間，持続的導尿をするのか説明する

❸必要物品をベッドサイドに用意する

必要物品
①滅菌済み膀胱内留置カテーテル挿入キット
②ディスポーザブルエプロン
③ディスポーザブル手袋
④手指消毒用アルコール
⑤ゴミ袋
⑥カテーテル固定用テープ
⑦吸水シーツ（紙おむつでもよい）
⑧バスタオル（2〜3枚，患者私物）
⑨枕（体圧分散クッション）

注意 ヨードアレルギーがある患者には他の消毒薬を準備する
ヨードアレルギーがある患者には，アレルギーのない他の消毒薬（0.025％塩化ベンザルコニウムなど）を準備しておく．

注意 カテーテルは細めのものを選ぶ
サイズの目安は14〜16 Frであるが，第1選択は14 Frである．患者の体格や病態，尿の性状，挿入目的に合わせて選択する．
根拠 細い方が刺激が少なく，尿道損傷の予防や細菌付着の防止につながる

[必要物品]
①滅菌済み膀胱内留置カテーテル挿入キット
②ディスポーザブルエプロン
③ディスポーザブル手袋
④手指消毒用アルコール
⑤ゴミ袋
⑥カテーテル固定用テープ
⑦吸水シーツ（紙おむつ）
⑧バスタオル（患者私物）
⑨枕（体圧分散クッション）

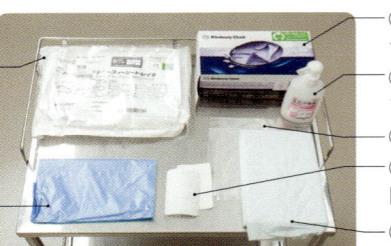

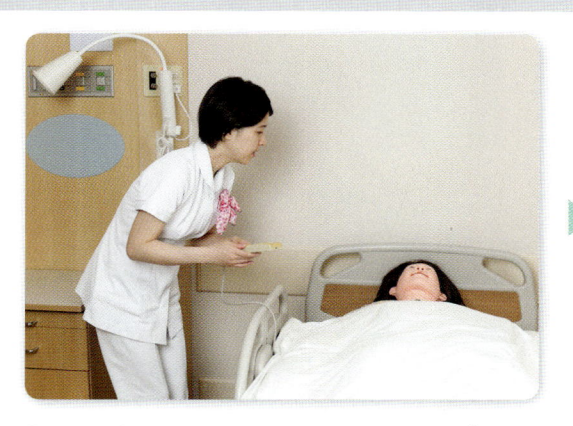

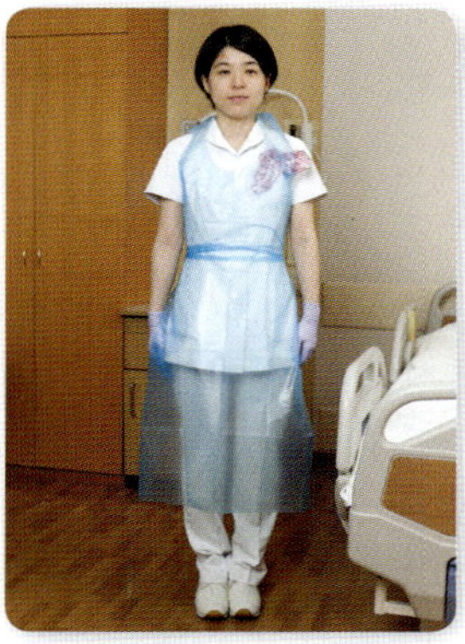

1 持続的導尿ができる

❹ベッド上やベッドサイドを整理し，作業がしやすい高さまでベッドの高さを調整する
- 根拠 作業野が見やすい
- 根拠 看護師（実施者）の腰痛予防

❺実施者が右利きの場合は患者の右側へ，左利きの場合は左側に立って準備する
- 根拠 利き手でカテーテルを操作しやすくする

❻手指衛生を行い，手袋とエプロンを装着する
- 根拠 患者・看護師間の感染防止

ポイント
- ▶ベッド上に患者の私物などがある場合は，床頭台などに移動する
- ▶ベッド柵が処置の邪魔になる場合は，一時的に取り外す

滅菌済み膀胱内留置カテーテル挿入キット内の物品

　このキットは，滅菌された導尿用の器具が衛生材料とセットになったものである．物品の準備漏れを防ぎ，滅菌器具を使用した無菌操作で，カテーテルを清潔に膀胱内へ挿入できる．

　このようなキットがなかった時代は，必要物品を1つずつ準備し，無菌的に開封し，準備していた．

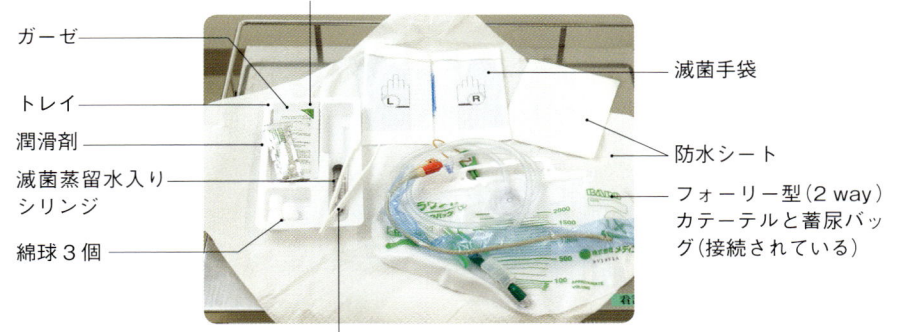

- 消毒薬（10％ポビドンヨード液）
- ガーゼ
- トレイ
- 潤滑剤
- 滅菌蒸留水入りシリンジ
- 綿球3個
- プラスチック鑷子
- 滅菌手袋
- 防水シート
- フォーリー型（2 way）カテーテルと蓄尿バッグ（接続されている）

持続的導尿（女性）

9

持続的導尿（女性）

2 体位・体勢を整える

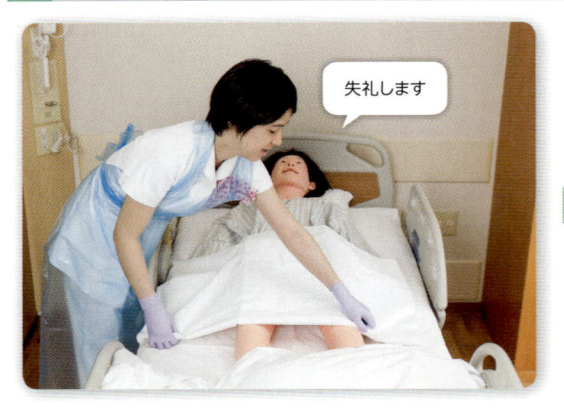

❶寝具をめくり，たたんで足元に置く
❷バスタオル（患者私物）を腰の上に掛け，寝衣（ズボン），下着を取る

ポイント

▶ バスタオルを掛けることで不要な露出を避け，羞恥心に配慮する．保温させて安心する効果もある．ただし，清潔操作の邪魔にならないよう注意する
▶ 下着や寝衣はたたんで邪魔にならないところに置く

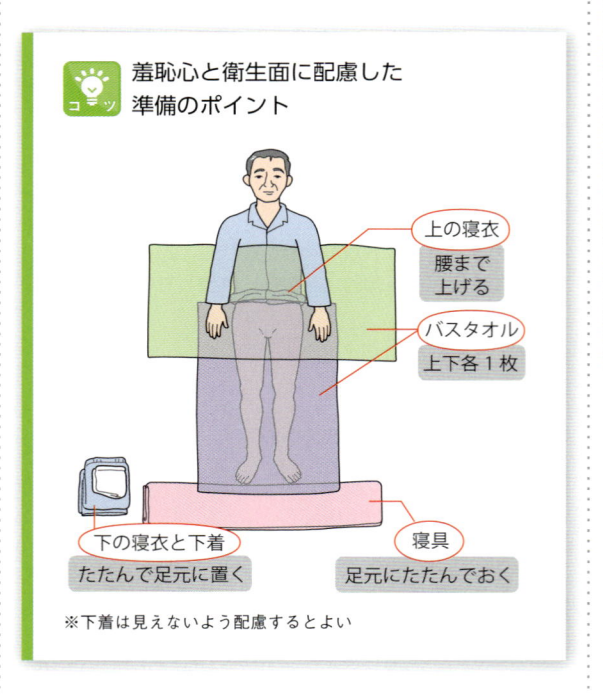

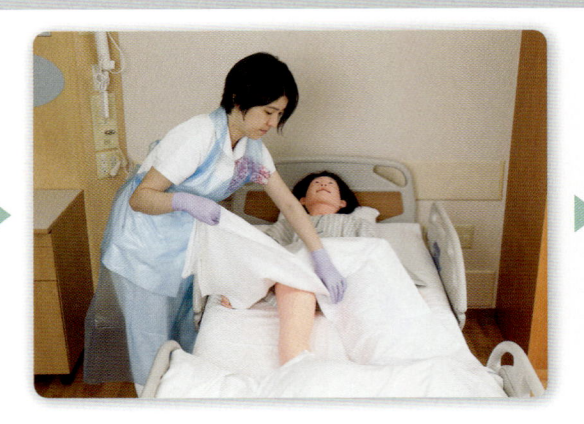

コツ　羞恥心と衛生面に配慮した準備のポイント

- 上の寝衣：腰まで上げる
- バスタオル：上下各1枚
- 下の寝衣と下着：たたんで足元に置く
- 寝具：足元にたたんでおく

※下着は見えないよう配慮するとよい

❸下肢を別のバスタオルで覆う

ポイント

▶ バスタオルは，重くない大判のものを用意してもらう
　根拠　処置中は膝を立てるので，バスタオルが重いと足の疲れでバスタオルが動いてしまう可能性があり，清潔区域が不潔になる．

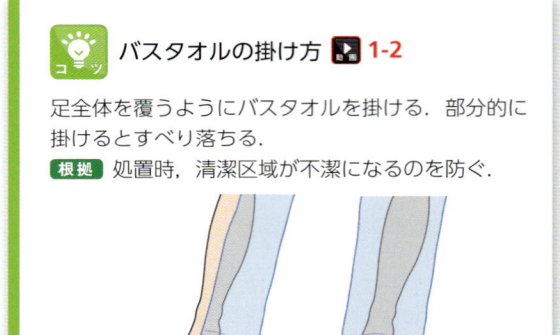

コツ　バスタオルの掛け方　1-2

足全体を覆うようにバスタオルを掛ける．部分的に掛けるとすべり落ちる．
　根拠　処置時，清潔区域が不潔になるのを防ぐ．

すべって落ちる　　落ちない

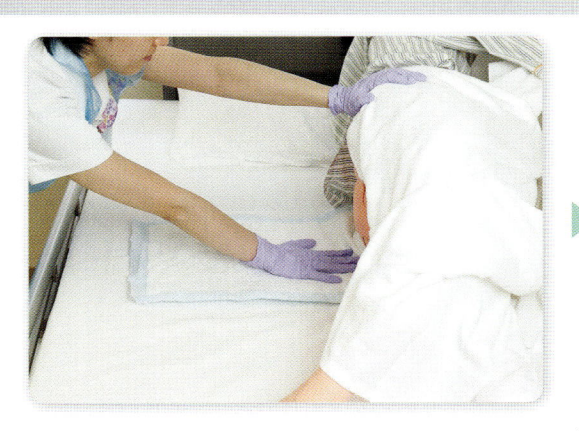

1 持続的導尿ができる

❹腰の下に吸水シーツを敷く
　根拠　尿や消毒液でリネン類が汚染されるのを防ぐ

ポイント
▶吸水シーツを敷く際，患者が動けるようなら腰を上げてもらう
▶吸水シーツの代わりに紙おむつを使用してもよい

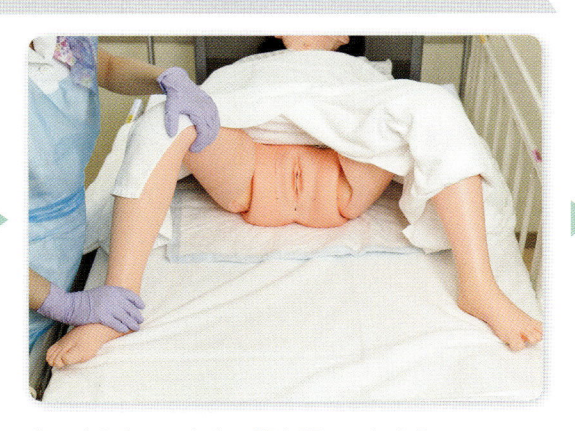

❺両膝を立て，左右に脚を開いてもらう
　根拠　視野が広がり安全にカテーテルを挿入しやすい
　根拠　外尿道口の消毒がしやすく，清潔を保ちやすい
❻看護師側の足をクッションなどで支え，固定する
❼ディスポーザブル手袋を外し，手指衛生を行う

コツ 両膝を立て，看護師に近い方の膝を外側に倒し，クッションなどで支える　▶ 1-3

看護師に近い方の膝を外側に倒し，体圧分散クッションやポジショニングピローを用いて支えるとよい．
　根拠　看護師の視野が広がり，清潔区域を十分に確保できる
　根拠　両方の脚を患者の自力で固定すると，患者の股関節への負担が増し，苦痛となる

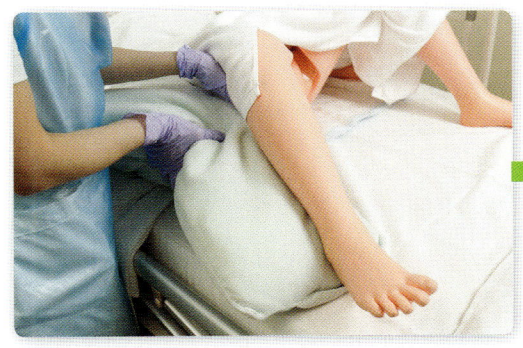

看護師に近い側の膝の下にクッションを入れる 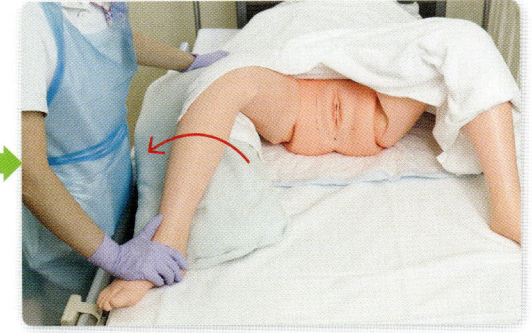　　　　固定することで，処置中に脚が動くのを防ぐ

持続的導尿（女性）

3 滅菌済み膀胱内留置カテーテル挿入キットの開封

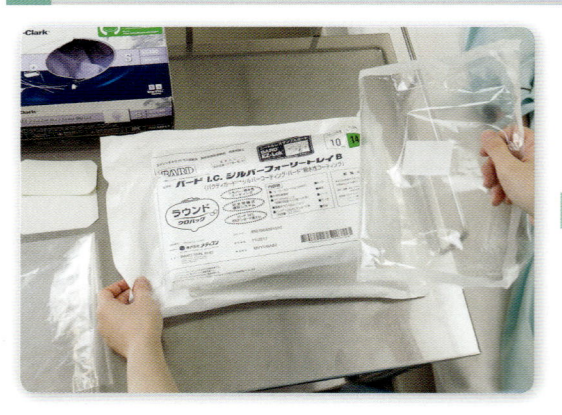

❶ワゴン上で滅菌済み膀胱内留置カテーテル挿入キットを外装から出す

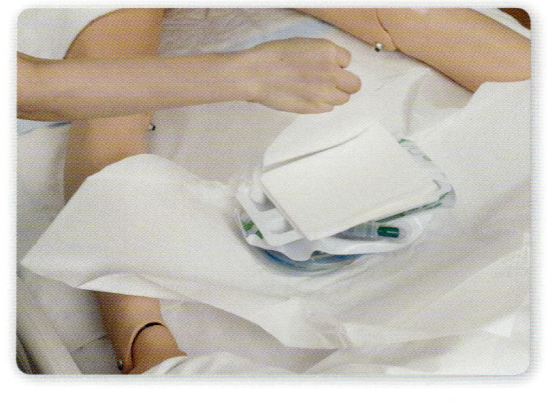

ポイント
▶滅菌された物品が周囲や手に触れないよう，広く平らな安定した場所で取り出す

❷包装シートに包んだまま，トレイを患者の脚の間に置き，そこで包みを開ける
根拠 開封後に移動することでシート内や物品が不潔になるリスクを避ける

注意 包装シートの内側は清潔に保つ　1-4

※写真は男性モデル人形

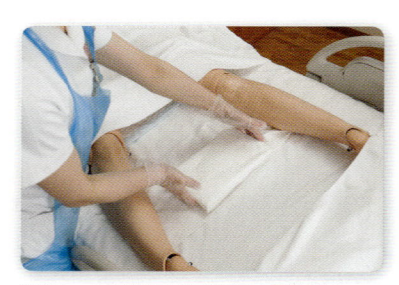

包装シートは開封せずに患者の足元に置く

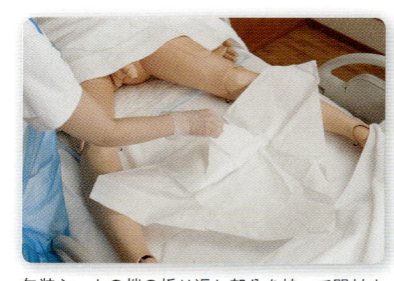

包装シートの端の折り返し部分を持って開封する．内側に触れない

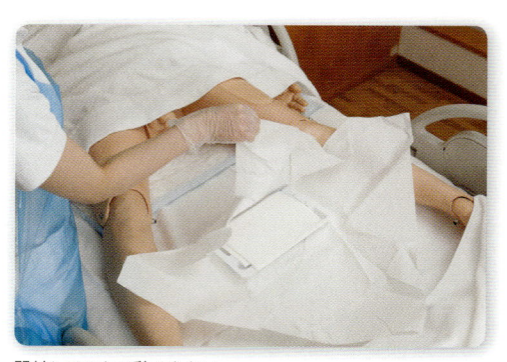

開封してからは動かさない

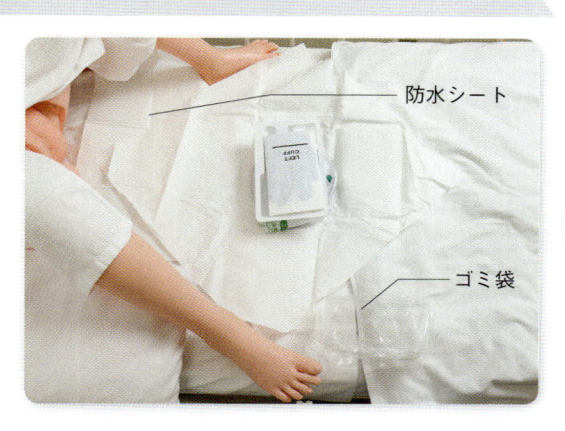

1 持続的導尿ができる

4 滅菌手袋の装着

防水シート

ゴミ袋

❸セットの中の防水シートを他の物品に触れないように取り出し，殿部の下に敷く
❹ゴミ袋は手前側の足元に置く

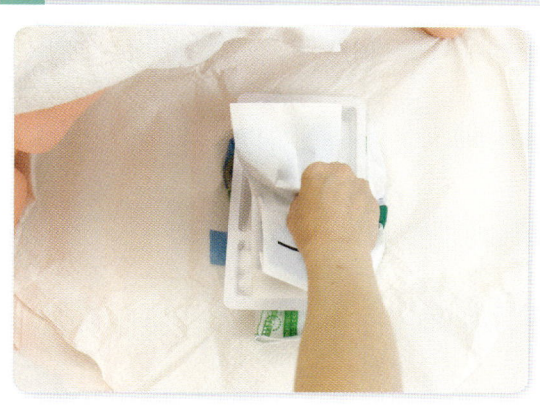

❶手指衛生を行う
❷他の物品に触れないように，トレイから滅菌手袋の包みを取り出し，ワゴンの上に置く

ポイント
▶滅菌手袋装着後は，滅菌物品以外に直接触れられなくなるため，事前にゴミ袋は使いやすい場所に用意しておく

コツ　滅菌手袋の包み紙の真ん中あたりをつまみ上げる
トレイから取り出す際は，滅菌手袋の包み紙の真ん中あたりをつまみ上げるとよい
根拠 素手で他の滅菌済み物品に触れ，不潔にするリスクを少なくするため

コツ　ゴミ袋は底を広げて足元に
ゴミ袋に途中で触れなくてもいいように，口を開けて足元に用意する．使用済みの綿球などを入れても落ちたり動いたりしないように底を広げ，安定させて置くとよい．

必修　清潔区域と不潔区域
処置中，挿入するカテーテルを清潔に保つために，作業範囲の清潔区域と不潔区域をしっかりと守ることが大事である
▷清潔区域には清潔な滅菌手袋でのみ触れる
▷滅菌手袋を装着した手や滅菌物品は，不潔区域にあるものに触れないようにする
▷シートの外は不潔区域
▷シートの角4つは，開くときに触っているので不潔区域
▷使用済み消毒綿球を廃棄するときには，清潔区域を汚染しないよう，外尿道口からゴミ袋までのルートを作る

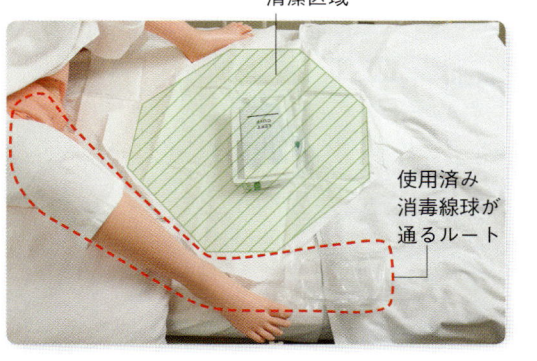

清潔区域

使用済み消毒綿球が通るルート

13

持続的導尿（女性）

4 滅菌手袋の装着（つづき）

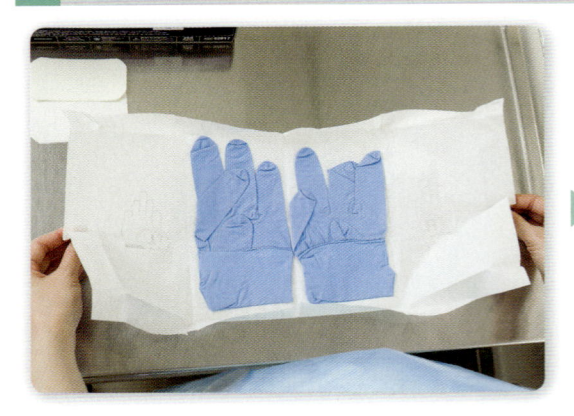

❸ワゴン上で滅菌手袋を開封する

ポイント
▶包装の内側の清潔が保てるように，安定した場所に置いて開封する

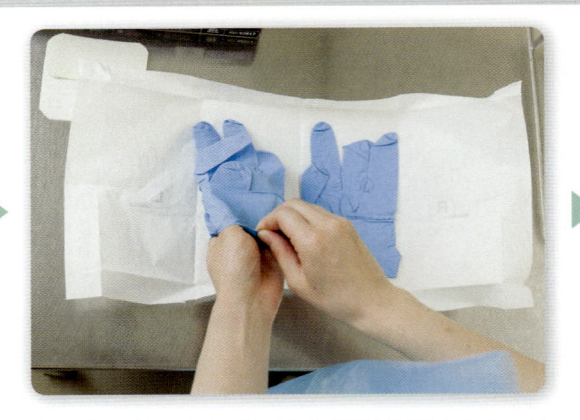

❹左手用手袋の折り返し部分（不潔部分）を右手で持ち，左手を滑り込ませるように装着する

ポイント
▶利き手が左の場合は逆から装着してもよい．滅菌手袋の清潔・不潔を遵守することが大事である

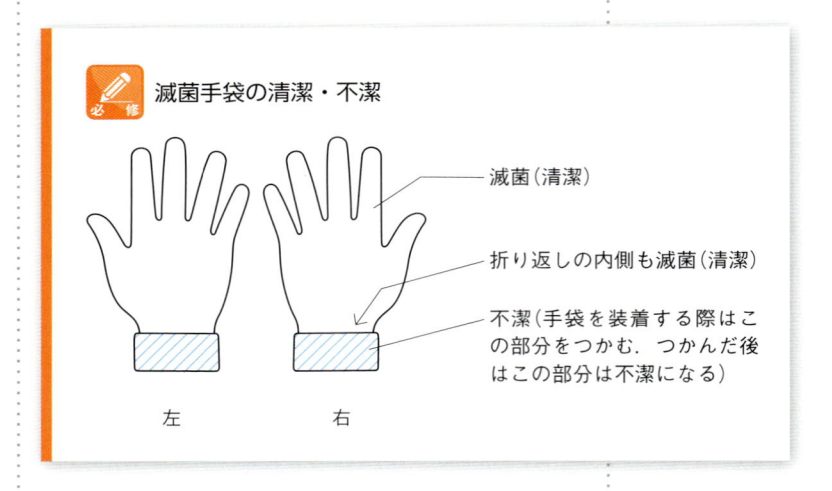

滅菌手袋の清潔・不潔

- 滅菌（清潔）
- 折り返しの内側も滅菌（清潔）
- 不潔（手袋を装着する際はこの部分をつかむ．つかんだ後はこの部分は不潔になる）

左　　右

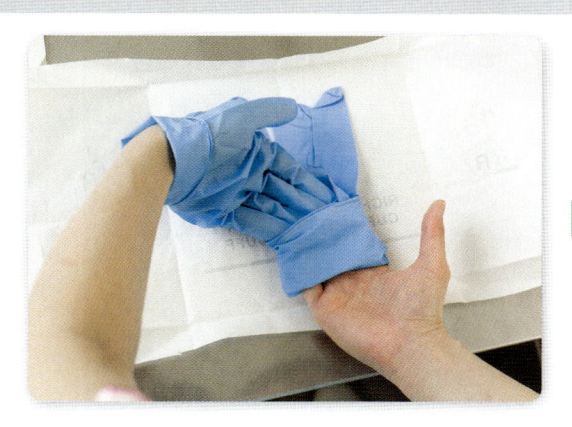

❺手袋をはめた左手を，右手用手袋の折り返し部分の内側（清潔部分）にさし入れ，すくい上げるようにして右の手先を入れ，手袋を右手にはめる

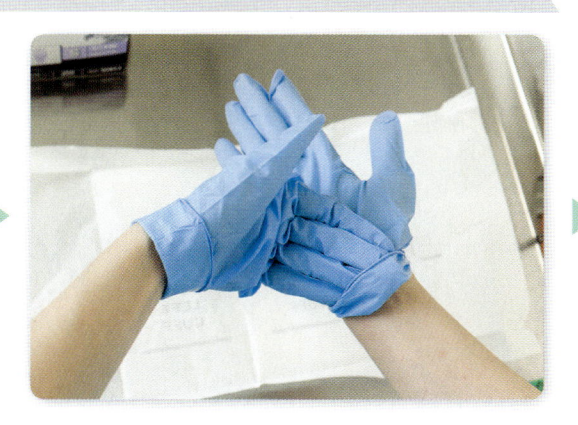

❻そのまま左手で折り返し部分を伸ばす

コツ しっかりすくい上げると装着しやすい

紙の上では装着しにくく，不潔になるリスクが増すため，しっかりとすくい上げて装着するとよい．ただし，清潔部分が周囲に触れないよう注意する．

注意 滅菌手袋の清潔・不潔を区別する

折り返し部分を伸ばすとき，滅菌手袋の清潔区域が不潔区域（折り返しの内側や手首など）に触れないよう注意する．

根拠 感染防止

必修 滅菌手袋装着時の注意点

▶破損があれば使用しない
やわらかい手袋なので，不良品の場合だけでなく，自分の爪で破損することもありうる．破損した場合には交換する．

▶装着前には必ず手指衛生を行う
ピンホール（手袋に開いている穴）は必ずしもゼロではない．

▶セットの手袋が合わない場合
カテーテル挿入キットに入っている手袋が自分には合わない場合（ラテックスアレルギー，サイズが違うなど）は，事前に別の滅菌手袋を用意しておく．

持続的導尿（女性）

4 滅菌手袋の装着（つづき）

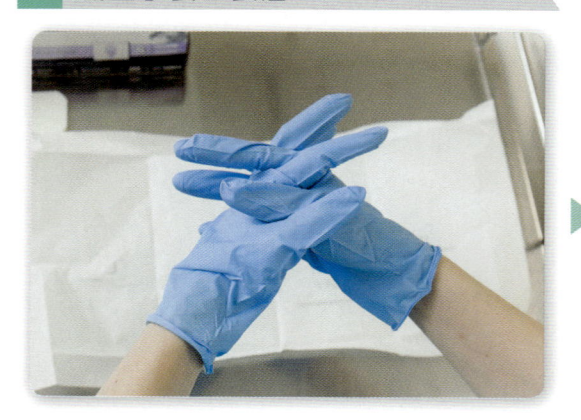

❼両手の指を組んで手袋をフィットさせ，たるみや指先の余りなどを解消する

> **注意** 滅菌手袋は，滅菌以外のもの（部分）に触れない
> **根拠** 感染防止

> **コツ** 手を視界から外さない
> 滅菌手袋を装着した後は，手をなるべく視界から外さないようにする．見ていないと，気づかぬうちに周囲に触れてしまうことがある．

5 トレイ内の物品の準備 1-5

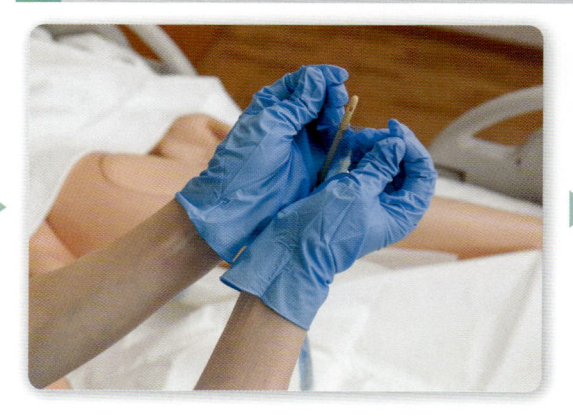

❶トレイ内のカテーテルの袋を開封する

必修 滅菌済み膀胱内留置カテーテルと蓄尿バッグの構造

キットに入っている滅菌済み膀胱内留置カテーテルと蓄尿バッグは，閉鎖的に接続されている．膀胱から蓄尿バッグまでが閉鎖された環境であるため，感染のリスクが低くなる．

ただし，カテーテルの挿入時や排尿口の管理時に清潔操作を怠ると感染を起こすので注意する．

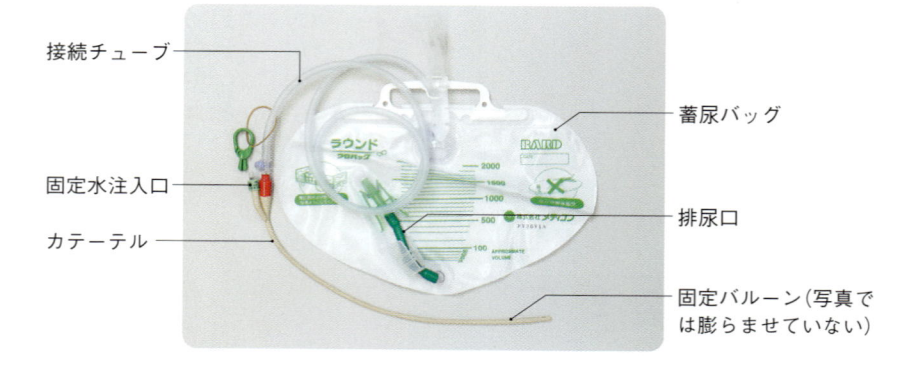

- 接続チューブ
- 固定水注入口
- カテーテル
- 蓄尿バッグ
- 排尿口
- 固定バルーン（写真では膨らませていない）

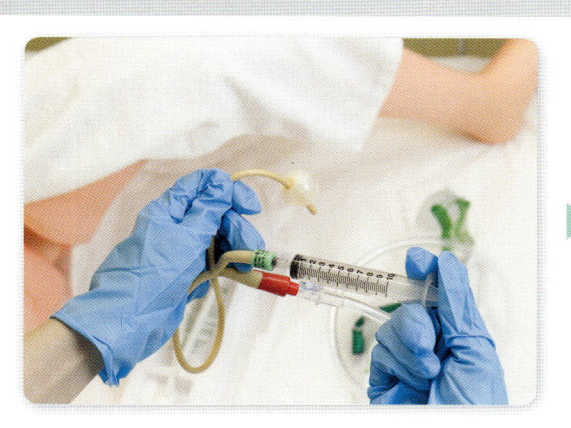

❷トレイ内の滅菌蒸留水入りシリンジを，カテーテルの固定水注入口に接続し，滅菌蒸留水を注入する
❸固定バルーンが正常に膨らむことを確認する
❹滅菌蒸留水をシリンジへ戻す

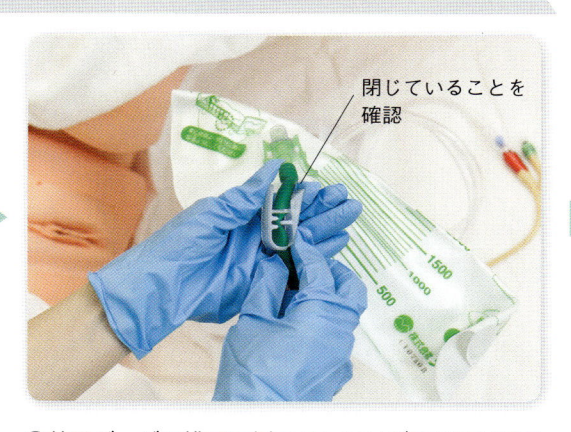

❺蓄尿バッグの排尿口側のクレンメが閉じていることを確認する

> **根拠** カテーテルを挿入すると蓄尿バッグに尿がたまるため，クレンメが開いていると尿が排尿口から外に漏れる

> **注意 固定バルーンの確認はシートの清潔区域で行う**
>
> 固定バルーンの確認は，カテーテルの清潔を保つためにシート内の清潔区域で行う．バルーンの確認後もカテーテルはトレイの上，もしくはシート内に置いておく．
>
> **根拠** 感染防止

> **注意 固定バルーンに破損などの異常があったら使用せず，新しいものに交換する**

> **コツ 固定水注入口とシリンジの接続部をしっかり押さえる** 🎬 1-6
>
> 滅菌蒸留水をバルーンに注入する際，接続部が外れないようにしっかりと押さえるとよい．初めて行う場合にはバルーンに気をとられ，接続部から蒸留水がブシュっと飛び散ることがある．

持続的導尿（女性）

5 トレイ内の物品の準備（つづき）

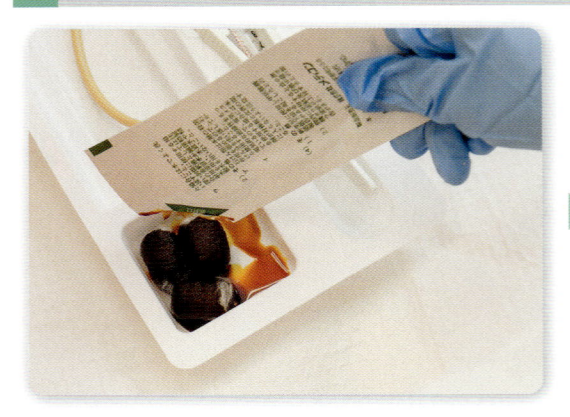

❻ 綿球に消毒薬（10％ポビドンヨード液）を注ぎ，消毒綿球をつくる

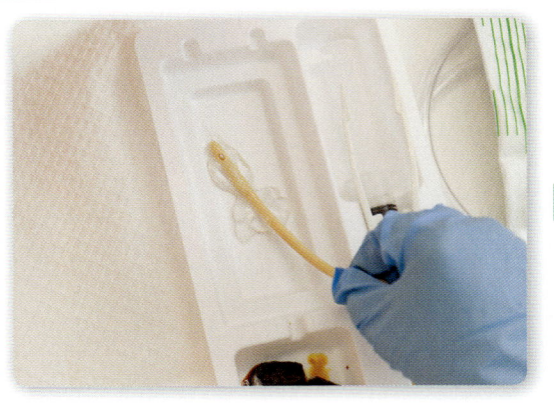

❼ トレイに潤滑剤を絞り出し，カテーテルの先端から10cmの範囲にまんべんなく塗布する

根拠 カテーテルは4〜6cm（尿道の長さ＋2cm）挿入するため（尿道解剖図 ☞ p4），それより少し長めに塗布する

10％ポビドンヨード液

▷ 広い抗微生物スペクトルをもち，生体への刺激性が低く，比較的副作用も少ない優れた生体消毒薬である．手術部位の皮膚・粘膜や皮膚・粘膜の創傷部位，口腔，腟などの粘膜の消毒に適用可能である．

▷ セットに入っているのは，10％に希釈されたもので，そのまま使用する．

▷ 消毒綿を清潔に保つために，消毒液と綿棒が別ポケットで包装されている（使用直前に消毒薬を綿に含ませる）製品などが増えてきている．消毒綿の万能つぼへの作り置きなどは推奨されない．

▷ ヨードアレルギーの患者には使用しない（別の消毒薬を使用する．☞ p8）．

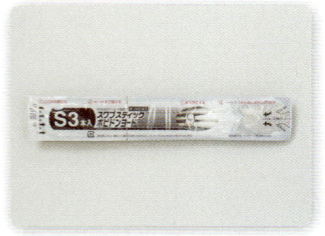

綿棒と消毒薬が別ポケットで包装され，使用直前に消毒薬に浸すもの

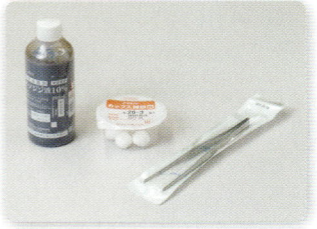

綿球が滅菌パックに入っており，使用直前に消毒薬を注いで使用するもの

潤滑剤とカテーテル

▷ 固定バルーンの素材の「ラテックス」は鉱物性・油性の潤滑剤（ワセリンやオリブ油など）に弱い性質があり，使用すると固定バルーンが破裂する可能性がある．そのため，グリセリンなどの水溶性潤滑剤が使われる．

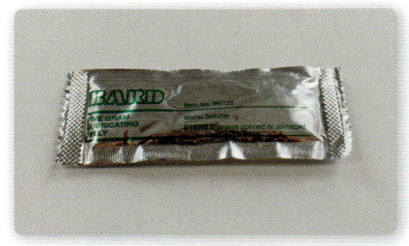

キットに入っている潤滑剤は水溶性

▷ 他にも，軟膏や造影剤でもカテーテルや固定バルーンを破損する可能性がある．

注意 ヨードアレルギーのある患者には他の消毒薬を使用する（0.025％塩化ベンザルコニウムなど）

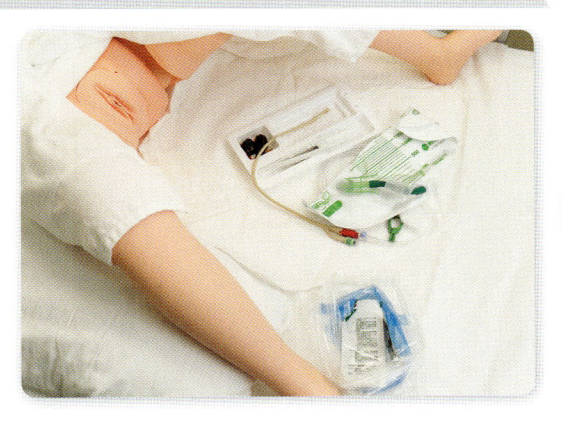

1 持続的導尿ができる

持続的導尿（女性）

❽準備完了，清潔区域と不潔区域を区別する

ポイント
▶清潔（無菌）操作が行いやすいように各物品（消毒綿球，鑷子，カテーテル）を配置する
▶挿入前のカテーテルは常にトレイ上（シート内）の清潔区域へ置いておく

作業する前に，あらためて清潔区域と不潔区域の区別をする

作業中も清潔・不潔区域の区別を意識し，清潔区域を汚染しないよう注意する．

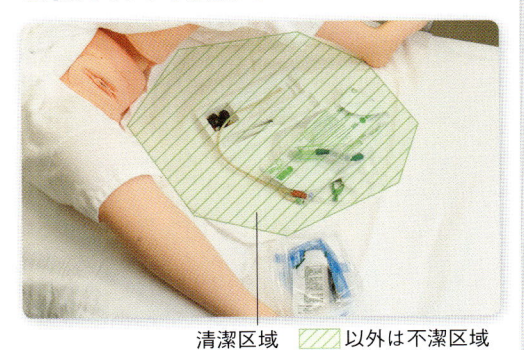

清潔区域　以外は不潔区域

6 消毒　1-6

外尿道口
腟
肛門

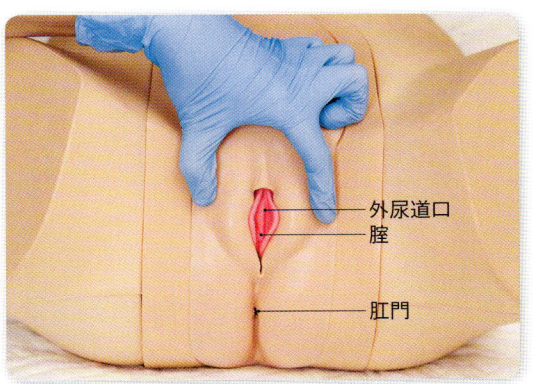

❶利き手でない方（ここでは左手）の母指と示指で小陰唇をしっかりと開き，外尿道口を確認する（このときから，この手は消毒していない陰部に触れるため「不潔」となる）

カテーテルを操作する利き手は必ず無菌を保つ

カテーテルを操作する利き手は無菌を保ち，周囲に触れないこと．
根拠 感染防止

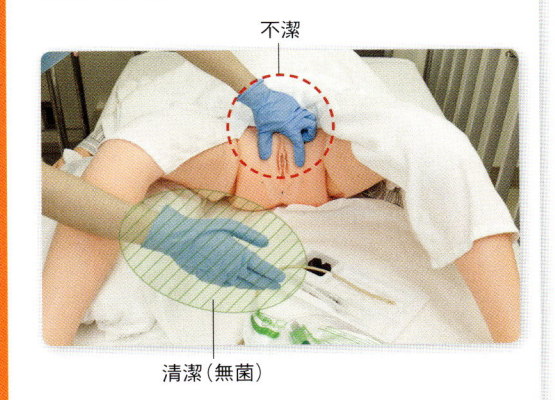

不潔
清潔（無菌）

19

持続的導尿（女性）

6 消毒（つづき）

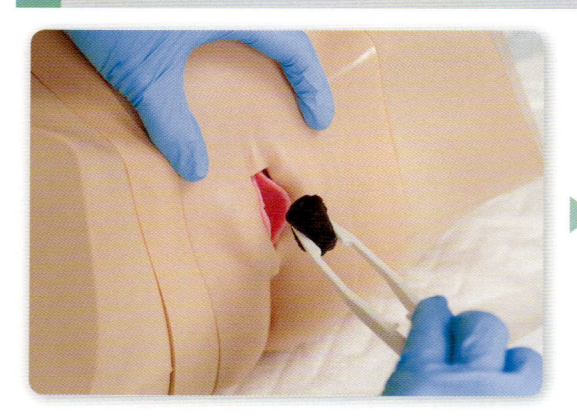

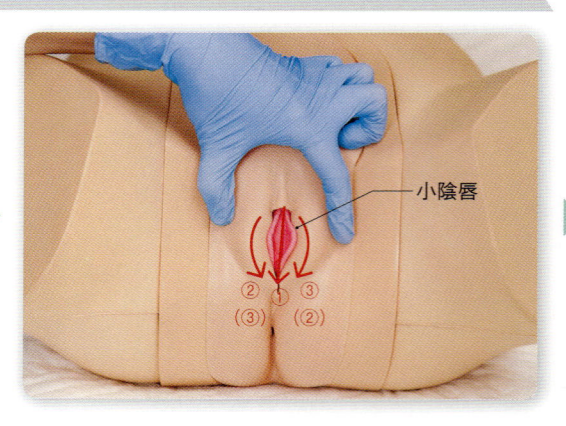

❷利き手で鑷子を持ち，消毒綿球をはさみ，小陰唇を消毒する

❸小陰唇の中央，左，右を「上から下」に向かって，消毒綿球を1個ずつ使って消毒する
❹消毒が終わったら鑷子も廃棄する

ポイント
- 消毒綿は，消毒薬が垂れないよう，鑷子を使ってトレイ内で少し絞る

コツ：消毒をしながら外尿道口を確認する
- 消毒しながら，改めて外尿道口の位置を見極める．女性の導尿で最も難しいのは正しい外尿道口を見極めることである（腟と間違えたり，外尿道口のようなくぼみがある場合がある）．
- 小陰唇をしっかりと開いて観察することと，解剖学をふまえた尿道の位置を確認することが必要である．

注意：小陰唇の消毒は「上から下に」が原則
- 消毒は「上から下に」が原則
  - 根拠 液体は高いところから低いところへ流れる．下から上に消毒すると，消毒済みの部分に消毒薬が流れ落ち，不潔にしてしまう
- 消毒綿球は往復させない
- 消毒開始後は小陰唇をしっかりと開いたまま保持する
  - 根拠 感染防止．閉じてしまうと，未消毒の部分が消毒済みの部分に触れて不潔にしてしまう可能性がある

必修：消毒綿球は1回ごとにゴミ袋に廃棄する
- 消毒綿球は1個ずつ使用し，1個ずつ廃棄する
- 鑷子は清潔（無菌）操作で使用する（周囲に触れない）

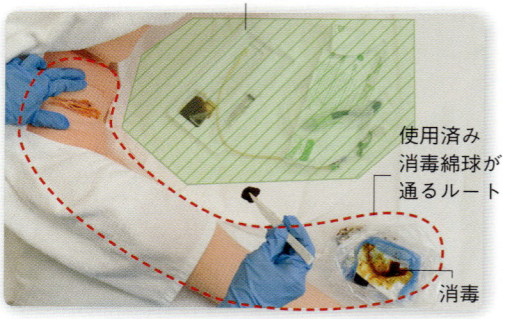

使用済み消毒綿球を清潔区域の上を通さないこと

1 持続的導尿ができる

持続的導尿（女性）

7 カテーテルの挿入

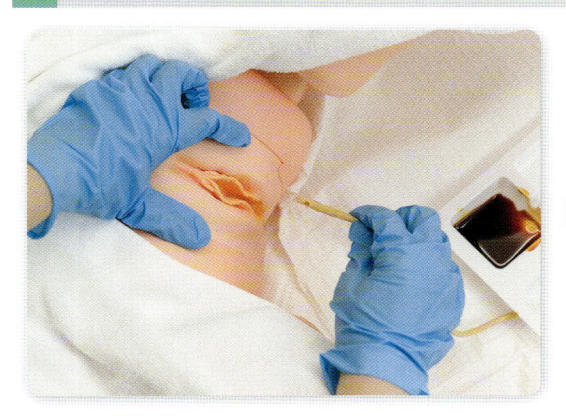

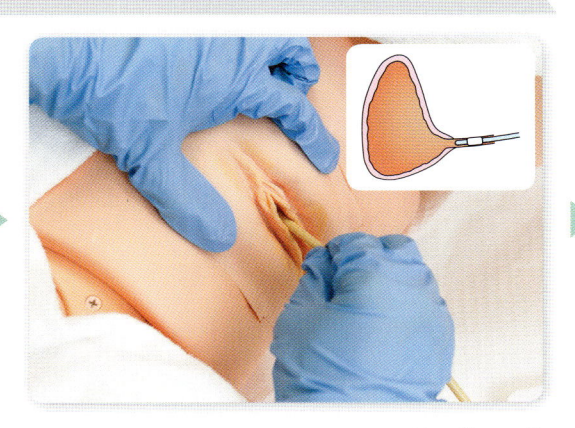

❶あらためてカテーテルに潤滑剤を塗布し，利き手でカテーテルの先端約 2 cm のところを持つ
❷外尿道口を確認し，患者に口で深呼吸するよう声をかける
　根拠 深呼吸をすることにより，尿道括約筋の緊張が緩み，カテーテルが挿入しやすくなる

> **コツ** 手元が暗い場合は懐中電灯で照らして確認する
> 手袋を装着する前に，あらかじめ足元から陰部に向かって懐中電灯で照らしておく．

❸カテーテルを送るように 4〜6 cm 外尿道口に静かにゆっくり挿入する

> **注意** カテーテルを挿入する手（利き手）は清潔を保つ
> カテーテルを挿入する指の先が陰部に触れると，手が不潔になるので，決して触れないよう注意しながら挿入する．
> **根拠** 感染防止

> **コツ** カテーテル挿入のコツ
> ▶やや下向きに挿入
> 女性の尿道の走行に沿い，水平に対してやや下向きに挿入する（尿道解剖図☞ p4）．
>
> 内尿道口
> 外尿道口
> 肛門
> 腟

21

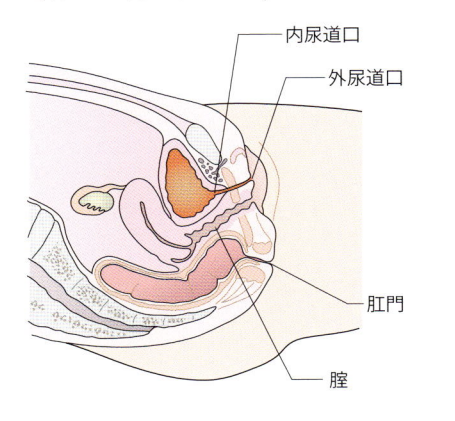

持続的導尿（女性）

7 カテーテルの挿入（つづき）

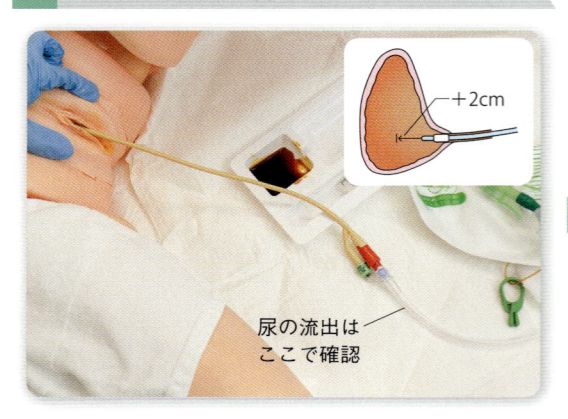

尿の流出はここで確認

❹ 尿の流出を確認したところから、さらに2cmほど進める
- 根拠 固定バルーンの部分を膀胱内にしっかり挿入するため（尿道内でバルーンを膨らませない）

ポイント
▶ 尿の流出がない場合、腟への誤挿入の可能性を考え、患者に謝罪し、新しいカテーテルを挿入する

⚠ 注意 ショックに注意
膀胱内に尿が1,000mL以上たまっている場合、急速に排泄させると腹圧の急激な減少によりショックを起こすことがあるので注意する
- 根拠 迷走神経反射による血圧低下

⚠ 注意 尿道以外に触れたカテーテルは交換
誤って尿道以外（腟）に入れたり、挿入前に清潔区域以外に触れてしまったカテーテルは不潔となるので、新しいものに交換する。

✏ 必修 尿の流出確認は必ず確認
尿の流出がない場合は、時間を少し置いて確認する。

8 バルーンの固定 1-7

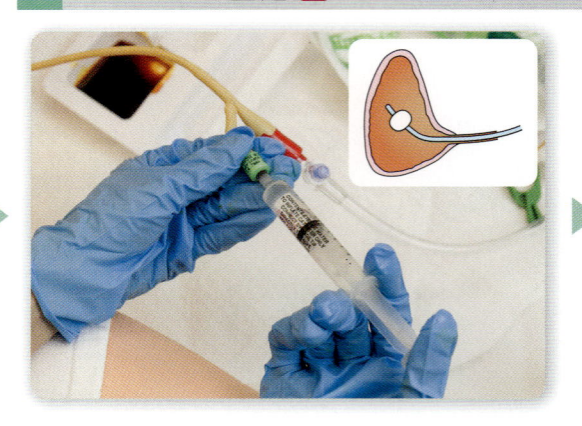

❶ 滅菌蒸留水10mL（セット付属のシリンジに入っている）を、固定水注入口からゆっくりと注入し、注入後シリンジを外す

ポイント
▶ 規定容量の滅菌蒸留水を注入する
- 根拠 多く注入するとバルーンが破裂する。逆に注入する量が少なければ、バルーンが膨らまずカテーテル脇から尿漏れが起きたり、カテーテルが自然抜去される

⚠ 注意 カテーテルは十分に挿入し、尿道内で固定バルーンを膨らませないこと

▶ 滅菌蒸留水を注入するとき、抵抗を感じたり、患者が痛みを訴えたら、ただちに注入をやめる。
- 根拠 尿道内で固定バルーンを膨らませている可能性が高い

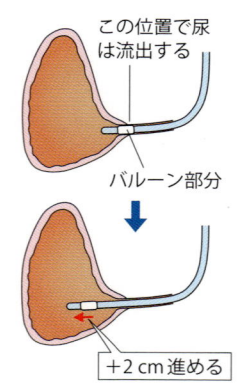

▶ 誤って尿道内でバルーンを膨らませると、尿道を損傷する危険性がある。必ず、尿の流出を確認した後に＋2cmカテーテルを進めてから、バルーンに滅菌蒸留水を注入する。

この位置で尿は流出する
バルーン部分
＋2cm進める

💡 コツ 固定水注入口とシリンジの接続部をしっかり押さえる
滅菌蒸留水をバルーンに注入する際、接続部が外れないようにしっかりと押さえる.

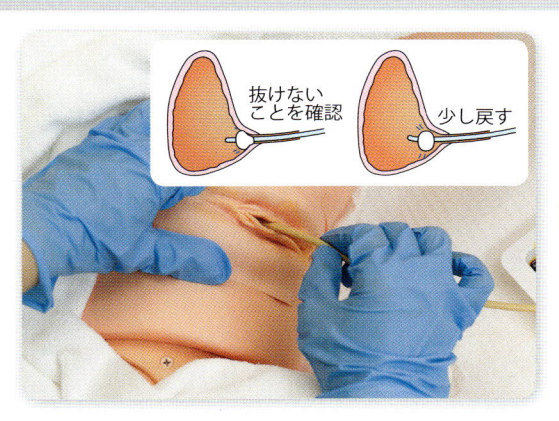

1 持続的導尿ができる

❷ カテーテルを軽く引き，抜けないことを確かめる
❸ 内尿道口に，カテーテルを引っ張ったときのテンションがかかったままにならない程度に少し戻す

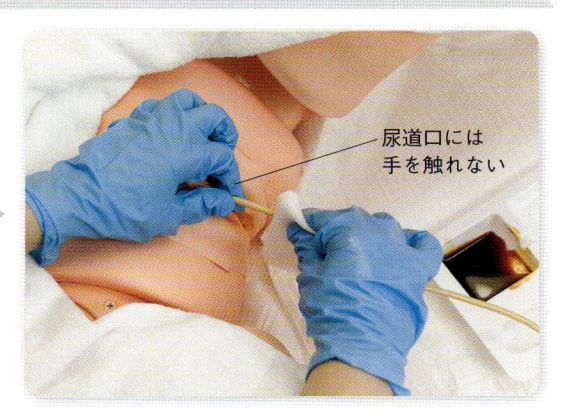

❹ カテーテル周囲の潤滑剤，消毒薬を拭き取る
　根拠 薬剤や湿潤によるかぶれを予防する
　根拠 患者の不快感を解消する

ポイント
▶ 清潔を保つために，カテーテルは外尿道口周囲から蓄尿バッグ側に向かって拭き取る

バルーン固定のコツ

▶ **挿入の長さは 4〜6 cm**
カテーテルの挿入が深すぎると，膀胱が空になったとき，膀胱上壁によってカテーテルの穴がふさがる可能性がある．

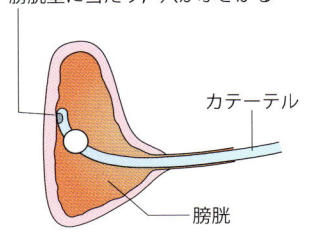

▶ **カテーテルを自然に戻す**
固定バルーンを膨らませ，引っ張って抜けないことを確かめた後，再びカテーテルを少し奥へ自然に戻す（内尿道口にテンションがかかったままにしない）．
根拠 不快感，炎症や損傷の原因となる圧迫を防ぐ 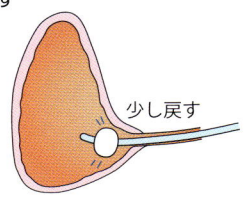

⚠ 禁忌 バルーンの固定に生理食塩水は使用しない

滅菌済み膀胱内留置カテーテルキットには，滅菌蒸留水入りのシリンジが入っているが，キットを使用しない場合には注意する．
根拠 生理食塩水を長期間注入したままにすると，食塩が結晶を形成し，固定バルーンから水を抜けず，カテーテルを抜去できなくなることがある

持続的導尿（女性）

9 トレイの片づけ，手袋の交換

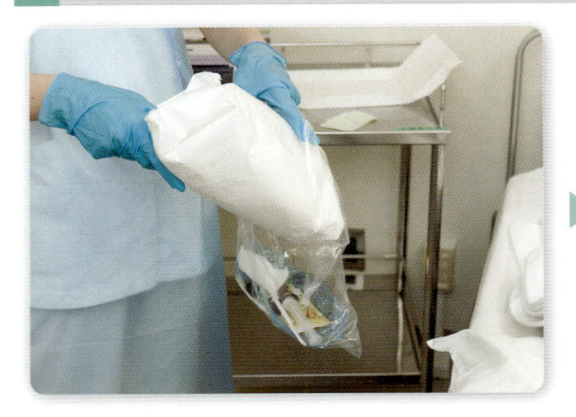

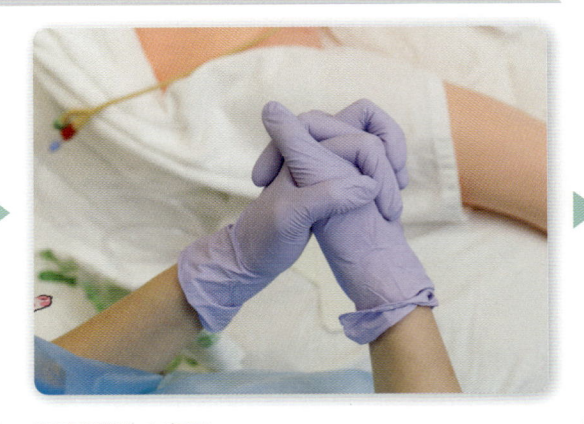

❶使用済みの物品をまとめ，滅菌手袋を外して感染性廃棄物として一緒にゴミ袋に入れる

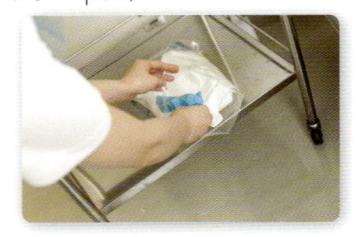

❷手指衛生を行う
❸ディスポーザブル手袋を装着する

ポイント
▶感染性廃棄物の入ったゴミ袋は，ワゴンの下段に置く
- 根拠 ワゴン上の清潔・不潔を区別する（ゾーニング p37）

コツ テープは事前に準備しておく
テープは2枚用意し，事前に以下の準備をしておく．
①固定テープと土台となる皮膚に装着するテープの2枚準備する
②固定テープにはY字に切れ目を入れておくと，カテーテルを固定しやすい（右写真）

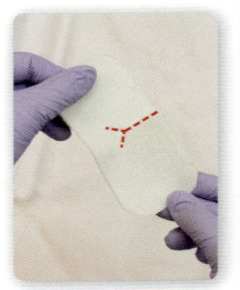

Y字に切れ目を入れておく

必修 衛生的な手袋の外し方 ▶ 1-8

①手袋をつかむ
　手袋の手首を反対側の手でつかむ．
②手袋を外す
　外しながら裏返し，汚染面を内側にする．
③外した手袋をまとめる
　外した手袋をまとめ，反対側の手の中に持つ．
④⑤裏返しながらまとめる
　もう一方の手首の内側（非汚染面）に指を入れ，裏返しながら1つにまとめる．
⑥手指衛生
　手袋を廃棄し，手指衛生を行う．

▶裏返して汚染面を内側にすることで，廃棄しやすくまとめる
▶手袋を外した手は，汚染面に触れない

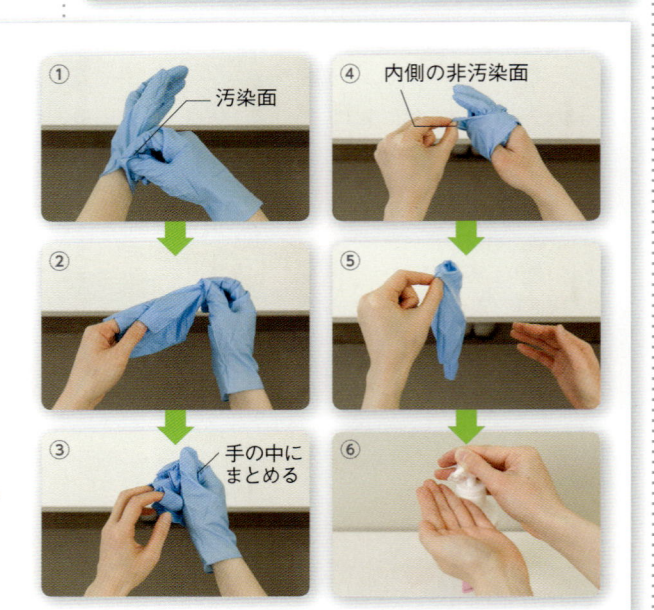

① 汚染面
④ 内側の非汚染面
②
⑤
③ 手の中にまとめる
⑥

24

1 持続的導尿ができる

10 カテーテルの固定 ▶ 1-9

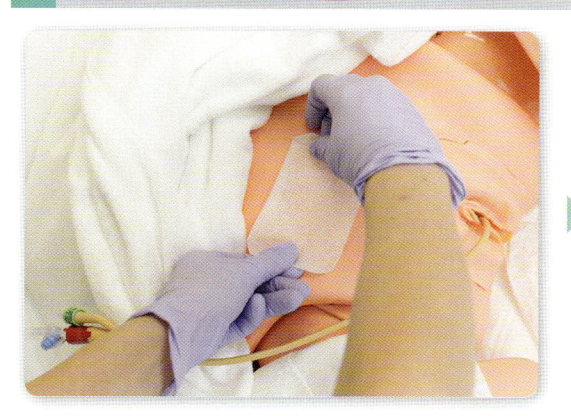

❶下腹部あるいは大腿内側に土台となるテープを貼る

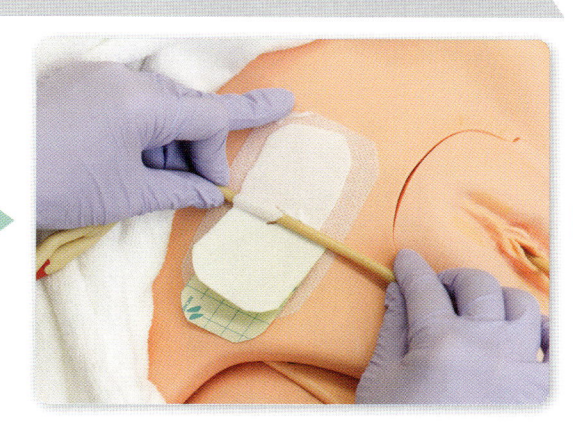

❷その上に 3〜5 cm のゆとりを持たせ，Y 字の切れ目を入れたテープでカテーテルを固定する

ポイント
▶土台となるテープは皮膚に優しいテープを選択する
　根拠 粘着力の強いテープを直接皮膚に貼ると，かぶれなどの原因になるため

注意 長期間留置する場合は固定位置を変える
同じ位置に固定を続けると外陰部や皮膚に，カテーテル圧迫による粘膜・皮膚障害を起こす危険がある．長期間留置する場合は，適宜固定位置を変える．

必修 カテーテルの固定位置

▷固定は，カテーテルが引っ張られないよう，3〜5 cm のゆとりをもたせて下腹部，あるいは大腿内側に固定する．

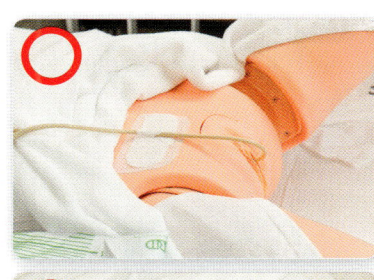

下腹部に固定

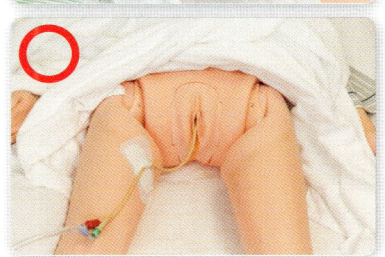

大腿内側に固定

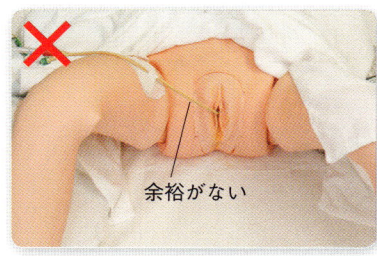

余裕がない

余裕がないと，体位変換・体動などでカテーテルが引っ張られて，抜けやすい

持続的導尿（女性）

25

持続的導尿（女性）

11 蓄尿バッグの固定

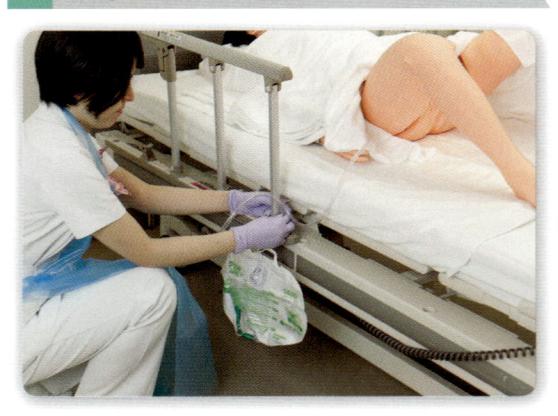

❶蓄尿バッグをベッドサイドに固定する

ポイント
▶カテーテルが患者の下敷きになったり，折れ曲がったりしていないか注意する
　根拠 尿が排出されない

注意 蓄尿バッグを取り付ける位置は，カテーテル挿入部よりも高くしない

▶カテーテル挿入部より上にくると，尿が逆流して逆行性感染を引き起こす

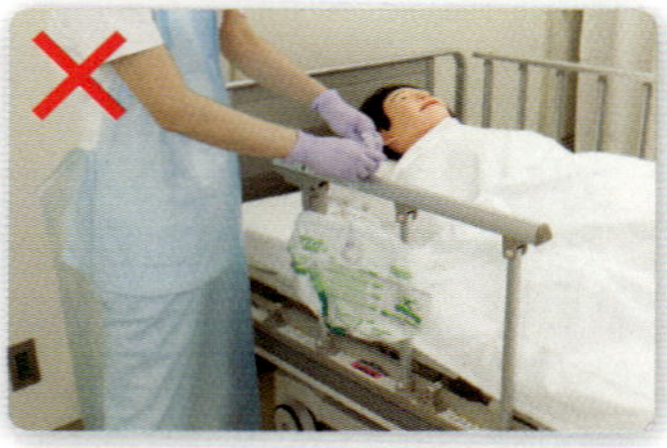

カテーテル挿入部より上は逆行性感染のリスクが高くなる

▶蓄尿バッグが床（不潔）に着くと排尿口が汚染されやすく，感染を引き起こす

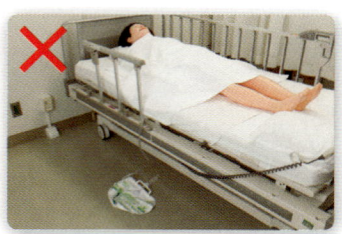

床に蓄尿バッグが着くと排尿口が汚染しやすくなる

12 観察，患者説明

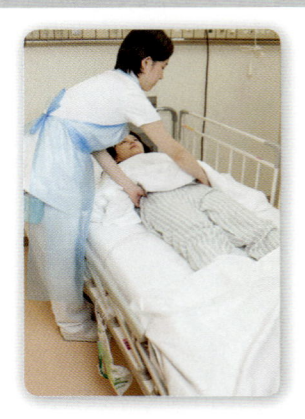

❶手袋を外し，手指衛生を行う
❷患者の寝衣を整える
❸ベッドを元の高さまで下げ，ベッド柵を設置する
　根拠 転落防止

ポイント
▶床頭台などに移していた患者の持ち物などを元の位置に戻す

コツ カテーテル留置後のズボンのはき方

カテーテル留置後，カテーテルはズボンの上（腰のあたり）から出し，ゴムなどで圧迫しないよう注意する．
根拠 閉塞予防
根拠 チューブが引っかかっての自己（事故）抜去予防

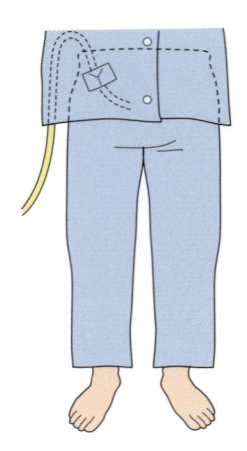

1 持続的導尿ができる

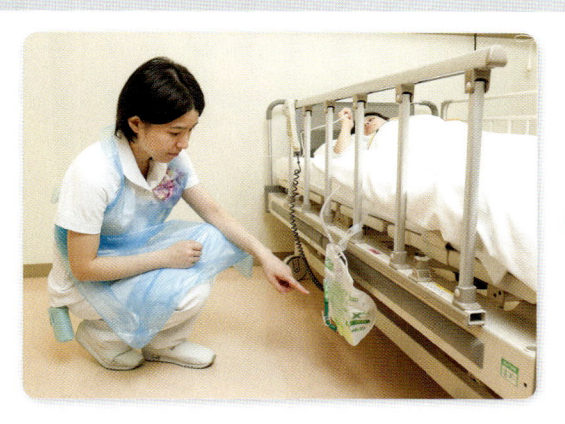

❹尿の量，性状，浮遊物の有無，色などを観察する

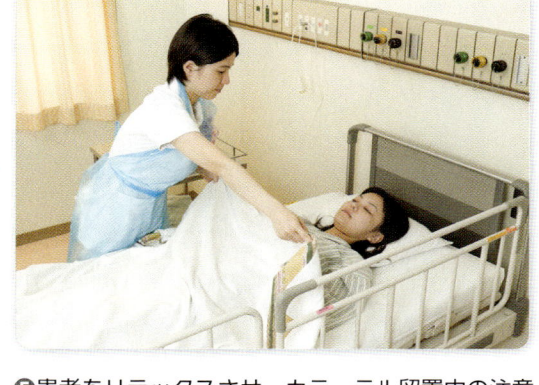

❺患者をリラックスさせ，カテーテル留置中の注意事項を説明する

👁 尿を観察する

- □ 尿量
- □ 性状
- □ 浮遊物の有無
- □ 透明度
- □ 色
- □ におい

📋 時間ごとの尿量測定が必要なときは精密尿量計付き蓄尿バッグを使用する

▶蓄尿バッグの交換手順

①カテーテルと蓄尿バッグの接続を外し，10％ポビドンヨード消毒薬でカテーテルの接続部を消毒する

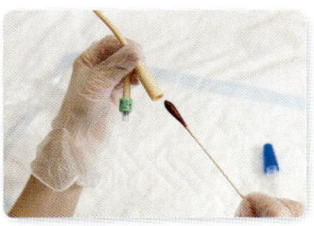

②カテーテルの接続部と交換する蓄尿バッグ（精密尿量計付き蓄尿バッグ）の接続部を清潔に保ったまま接続する

③ベッド柵に固定する

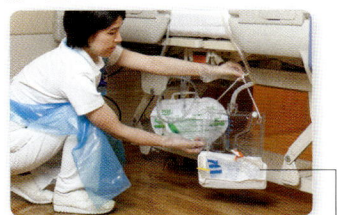

精密尿量計付き蓄尿バッグ

💡 留置後の患者説明のポイント

▶「留置してすぐは尿意や違和感があると思いますが，カテーテル挿入による刺激なので数時間で治まります」

▶「尿はカテーテルから自然に流れ出てバッグにたまります．トイレで排尿する必要はいりません」

▶「もし，尿が漏れている感じがしたら教えてください」

▶「ベッドから離れる際には，蓄尿バッグがお尻の高さよりも上に来ないように気をつけてください」

⚠ 注意 歩行可能な場合，蓄尿バッグ取り扱いの注意点をあらかじめ患者に伝える

▷カテーテル挿入部より低い位置にするよう注意する．
▷床に着かないよう注意する．
　根拠 逆行性感染防止

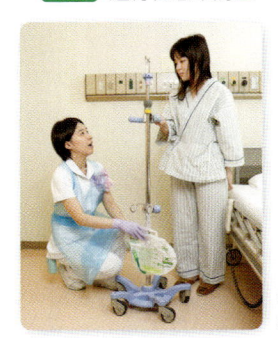

歩行時の注意点を患者に伝える

持続的導尿（女性）

27

持続的導尿（女性）

13 後片づけ，記録

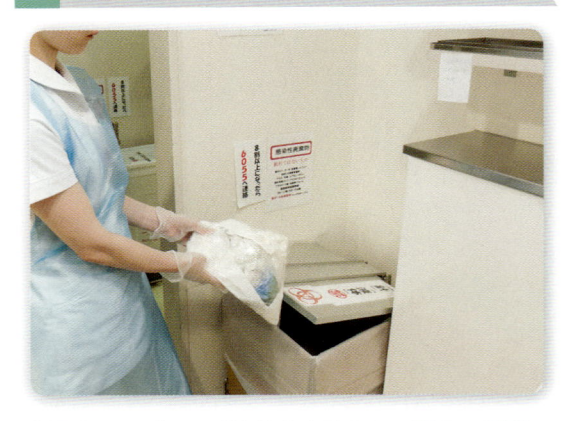

❶退室し，ゴミは感染性廃棄物として所定の場所に廃棄する
❷実施と観察事項を記録する

ポイント
▶退室時はナースコールを手の届くところに置く
▶記録のポイント
　□実施日時
　□尿量，性状，浮遊物の有無，色，におい
　□患者の状態
　□カテーテルの種類，サイズ
　□固定水の注入量

持続的導尿（男性） 🎬 1-10（介助あり） 🎬 1-11（介助なし）

1 持続的導尿ができる

1 滅菌手袋装着までは女性の場合に同じ（☞p8〜16）

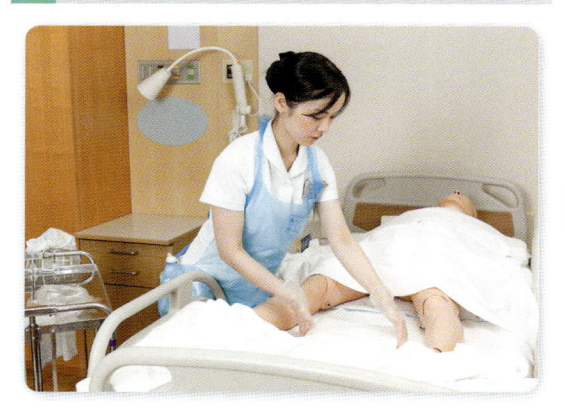

女性の場合（☞p8〜16）と同じように準備し，実施者は滅菌手袋を装着する．介助者はディスポーザブル手袋（非滅菌）を着用する．
※ここでは実施者と介助者の2名で行う場合を解説する

ポイント
- 体位を整える際，男性は女性の場合と異なり，下肢は伸ばしたまま肩幅程度に開く
- 使用する物品は，女性の場合と同じ

💡 男性の場合の配慮と安全確保

▶ **挿入手技の難しさ**
女性に比べてカテーテルの挿入が難しい．安全に行うためにも，不慣れなうちは2名で行うことを勧める．

▶ **羞恥心に配慮する**
患者の羞恥心や勃起による挿入困難を回避するために，特に若い患者では男性看護師あるいは男性医師が行うなどの配慮が必要である．

2 トレイ内の物品の準備

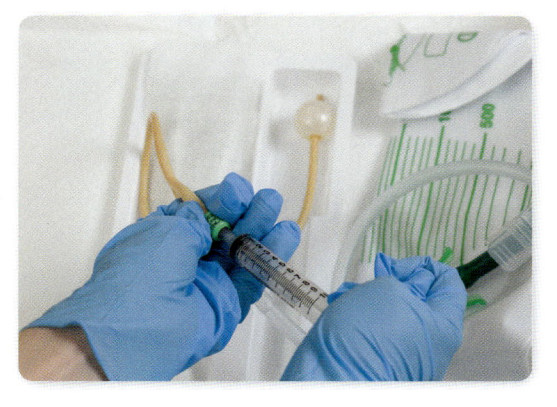

1. トレイ内のカテーテルの袋を開封する
2. トレイ内の滅菌蒸留水入りシリンジを，カテーテルの固定水注入口に接続し，滅菌蒸留水を注入する
3. 固定バルーンが正常に膨らむことを確認する
4. 滅菌蒸留水をシリンジへ戻す

⚠️ **注意** 固定バルーンの確認は，カテーテルの清潔を保つため，シート内の清潔区域で行う
根拠 感染防止

⚠️ **注意** 固定バルーンに破損などの異常があったら使用せず，新しいものに交換する

📝 男性泌尿器とカテーテル（2way）の構造

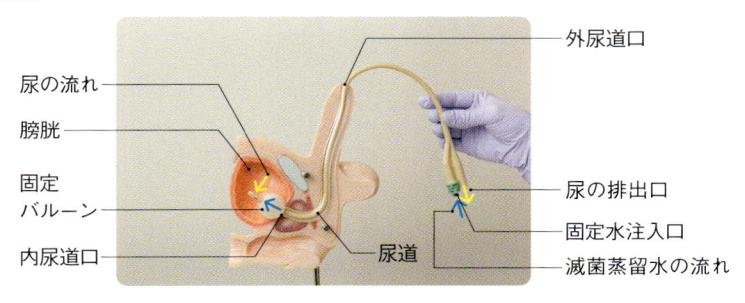

- 尿の流れ
- 膀胱
- 固定バルーン
- 内尿道口
- 尿道
- 外尿道口
- 尿の排出口
- 固定水注入口
- 滅菌蒸留水の流れ

持続的導尿（男性）

2 トレイ内の物品の準備（つづき）

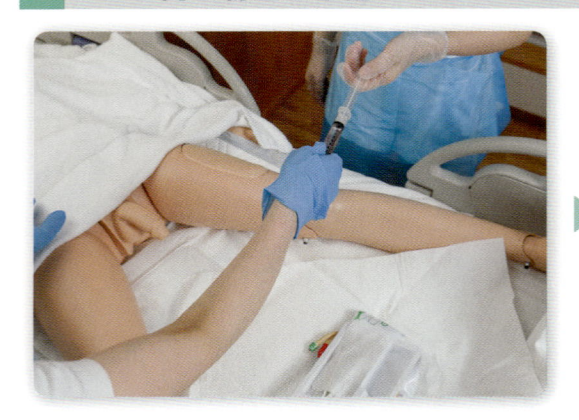

❺滅菌蒸留水を戻したシリンジを介助者に手渡す

ポイント
▶シリンジは内筒側を向けて渡す

注意 実施者は介助者の手に触れないように注意する
根拠 滅菌手袋を着用していない介助者の手が滅菌手袋をしている実施者に触れると，実施者の手は不潔になる

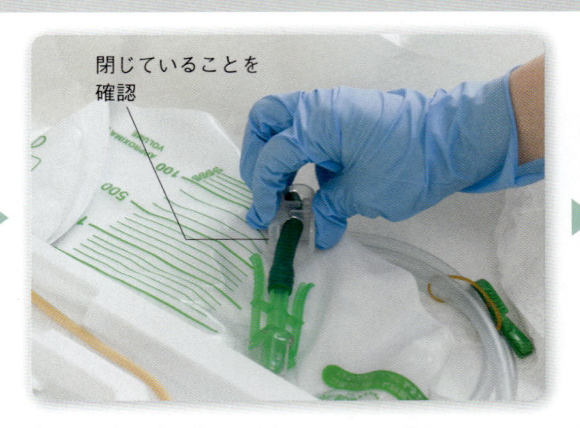

❻蓄尿バッグの排尿口側のクレンメが閉じていることを確認する
根拠 カテーテルを挿入すると蓄尿バッグに尿がたまるため，クレンメが開いていると尿が排尿口から外に漏れる

閉じていることを確認

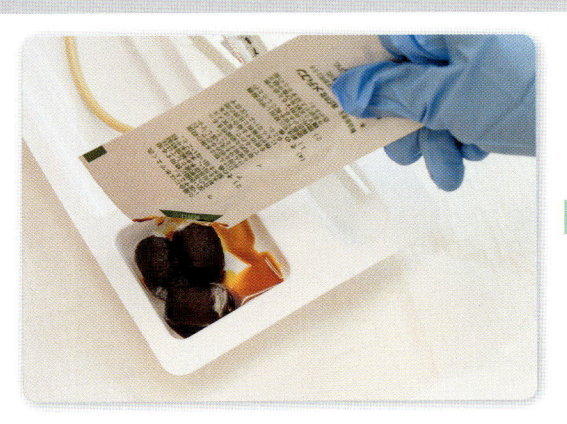

❼綿球に消毒薬（10％ポビドンヨード液）を注ぎ，消毒綿球をつくる（☞p18）

> **注意** ヨードアレルギーがある場合は，他の消毒液を用いる

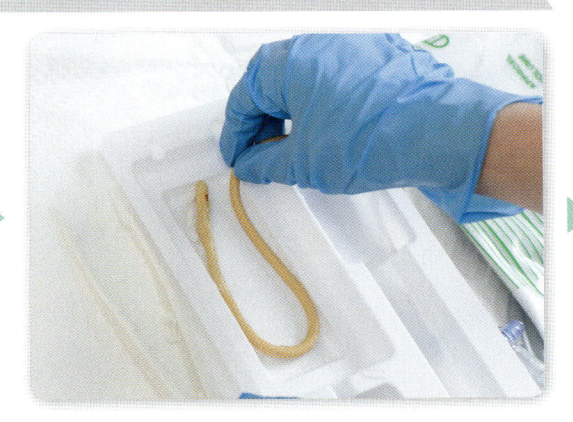

❽トレイに潤滑剤を絞り出し，カテーテル全体にまんべんなく塗布する

> **根拠** 女性の尿道が3〜4cmであるのに対し，男性の尿道は16〜20cmある．挿入するカテーテルの長さは＋2cmで，大体カテーテルの根元近くまで挿入することになるので，潤滑剤は全体に塗布する

> **注意** 挿入前のカテーテルは常にトレイの上で扱う
>
> **根拠** 清潔区域外に出ないようにして，清潔を保つ（感染防止）

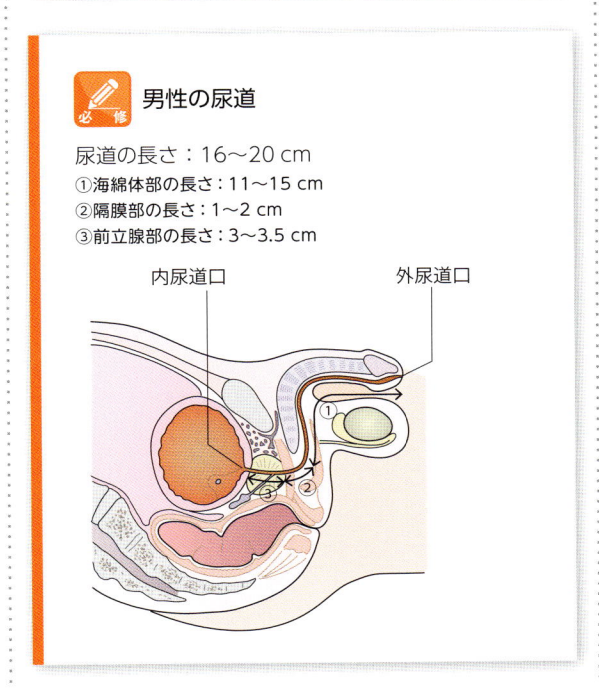

男性の尿道

尿道の長さ：16〜20cm
①海綿体部の長さ：11〜15cm
②隔膜部の長さ：1〜2cm
③前立腺部の長さ：3〜3.5cm

内尿道口　　外尿道口

持続的導尿（男性）

2 トレイ内の物品の準備（つづき）

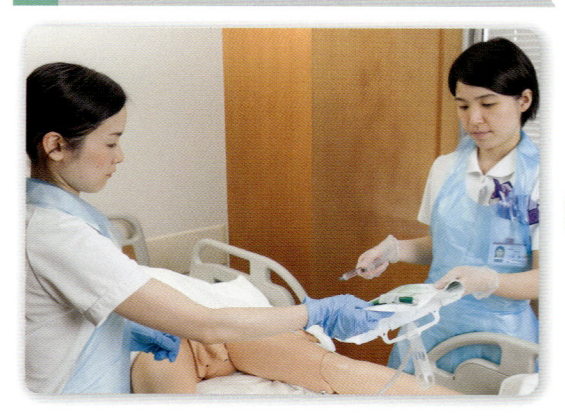

⑨ カテーテルにつながっている蓄尿バッグを介助者に手渡す

⑩ カテーテルを清潔区域から出さないように注意して，トレイの上に置く

> **必修** 清潔（無菌）操作がしやすいように各物品を配置し，清潔・不潔区域を区別する

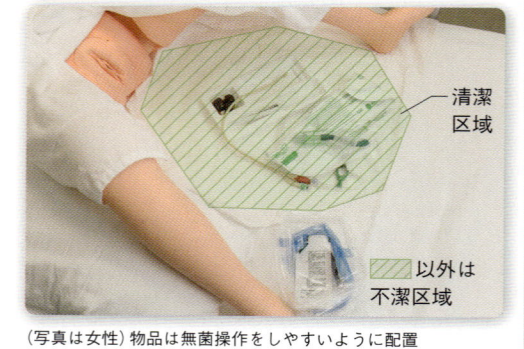

（写真は女性）物品は無菌操作をしやすいように配置

3 消毒 ▶ 1-12

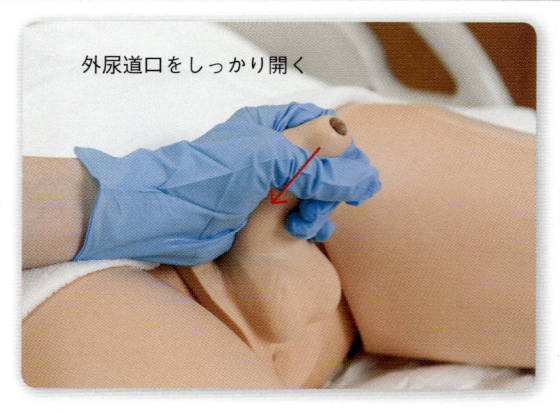

外尿道口をしっかり開く

❶ 利き手でない方（ここでは左手）の母指と示指で陰茎を持って亀頭部を露出させ，しっかり外尿道口を開く（このときから，この手は消毒していない陰茎に触れるため「不潔」となる）

ポイント

▶ 包皮を翻転させた手はしっかりと固定し，外尿道口を開いたまま保つ．途中で未消毒の部分が消毒した外尿道口に触れて不潔にならないよう注意する

> **必修** 包皮を翻転させて外尿道口を開く
>
> 陰茎の包皮をしっかり翻転させて，外尿道口を開くことが重要である．
> **根拠** 未消毒の部位が消毒済みの部位に触れるのを防ぐ
> **根拠** 外尿道口がよく見えて挿入しやすくなる

> **注意** 処置終了後，包皮は必ず戻す
>
> 包茎の場合は導尿後に包皮を必ず元に戻す．包皮を戻さなかった場合，翻転した包皮の位置で圧力が増し，陰茎の血流が妨げられて，陰茎組織が壊死する危険がある．包皮が元に戻らない場合は速やかに医師に報告する．

1 持続的導尿ができる

持続的導尿（男性）

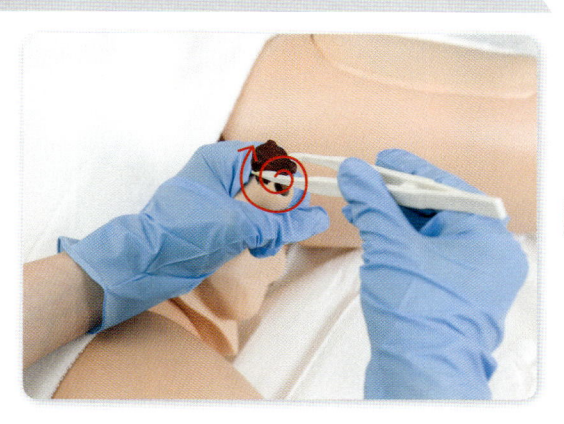

❷ 利き手で鑷子を持ち，消毒綿球をはさみ，外尿道口を，中心から外側に向かって円を描くように消毒する

ポイント
▶ 亀頭，包皮あたりまで広範囲に，3回消毒する
▶ 消毒綿球は，消毒薬が垂れないよう，鑷子を使ってトレイ内で少し絞る
▶ 綿球は1回の消毒ごとにゴミ袋に廃棄し，反復使用はしない
▶ 使用済みの綿球から垂れた消毒薬で清潔区域を不潔にしないよう，使用済み綿球は清潔区域の外を通してゴミ袋に廃棄する（p20）

4 カテーテルの挿入 1-13 1-14

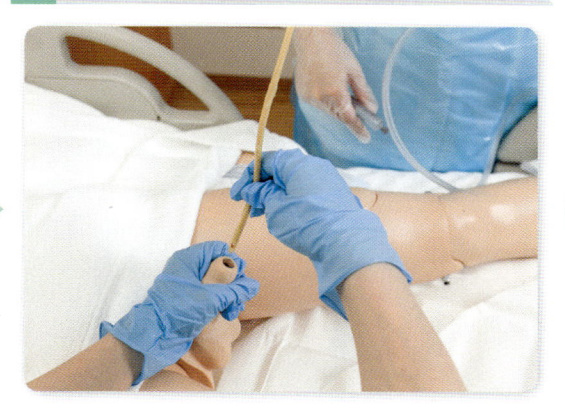

❶ 陰茎を持ち上げて（90度目安），外尿道口と尿道がまっすぐになるようにして，挿入する
❷ 患者に口でゆっくり呼吸をし，リラックスするように声をかける

資料 カテーテル挿入時の泌尿器内部の様子 1-15

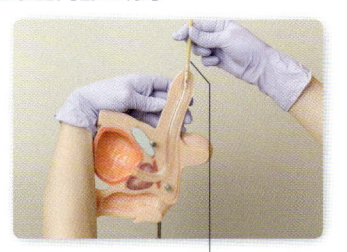

挿入のし始めは90度が入りやすい

注意 挿入できなかったら医師に交代する
カテーテル挿入ができなかった場合は，医師に実施してもらう．尿路は粘膜であるため傷つきやすく，直接見えないためカテーテル挿入時に損傷するリスクが高い．場合によっては医師による内視鏡下での挿入となる．

注意 尿道損傷に注意
尿路狭窄や前立腺肥大などで挿入が困難な場合は，無理に挿入しようとすると尿道損傷を起こすことがあるので，医師に相談する．

持続的導尿（男性）

4 カテーテルの挿入（つづき）

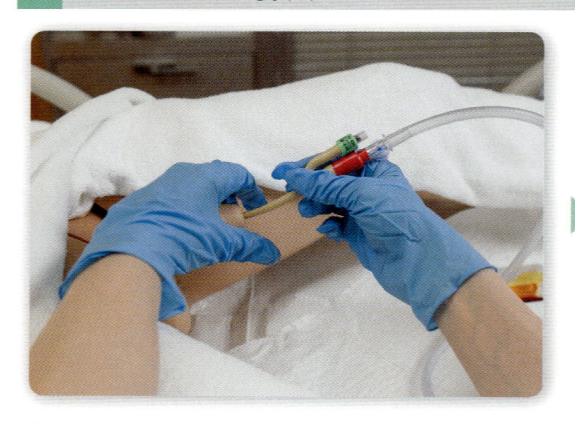

❸カテーテルを15cmくらい挿入したところで（抵抗を感じたら），陰茎を傾ける（60度目安）．少し痛みを感じる箇所であるため，患者に声をかける

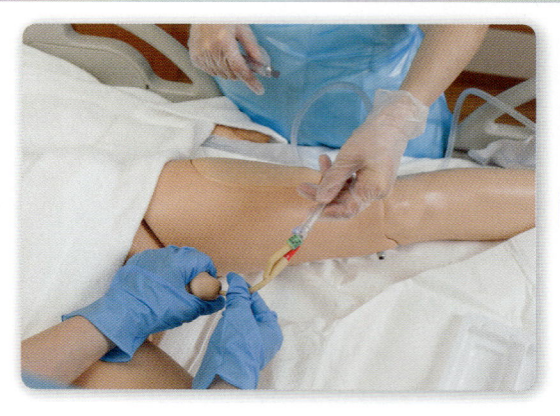

❹15〜20cmほど挿入すると尿が流出するが，さらに＋5cmほどカテーテルを進める

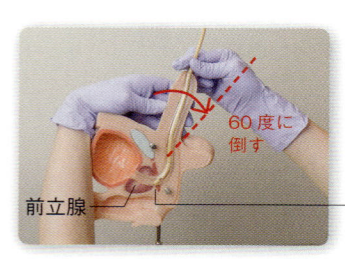

60度に倒す
前立腺

カウパー腺から前立腺を通過するとき，尿道をできるだけまっすぐにするため陰茎を60度に倒す

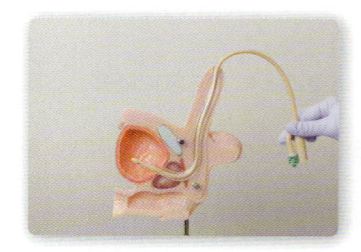

カテーテルが内尿道口に達すると尿の流出があるが，さらに5cmほど進める

💡コツ スムーズに挿入するために

▶挿入開始時
　▷潤滑剤を十分に塗布する．
　▷外尿道口をしっかり開く．
　▷しっかりと陰茎を保持し，90度で挿入する．

▶カテーテルを進めるとき
　▷カテーテルの先端がカウパー腺から前立腺を通過するとき，陰茎を倒して（60度目安），足側に引っ張り気味にすると膀胱頸部まで尿道がまっすぐになり，挿入しやすくなる．

▶それでも困難なときには
　▷カテーテルの種類やサイズが適切か検討する．
　▷一度抜去し，新しいカテーテルに潤滑剤をしっかりとつけ，挿入し直す．
　▷抵抗があるときは決して無理をせず，泌尿器科医に相談する．

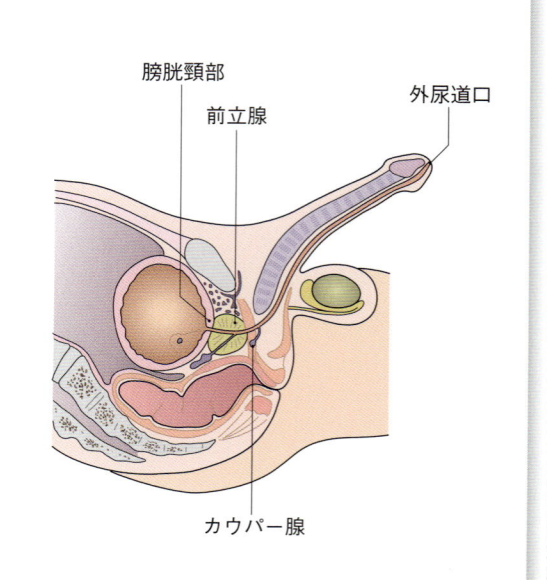

膀胱頸部
前立腺
外尿道口
カウパー腺

1 持続的導尿ができる

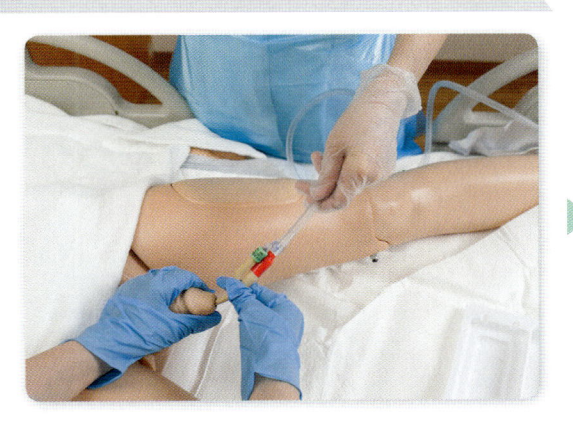

❺カテーテルのほぼ根元付近まで挿入を続ける

5 バルーンの固定

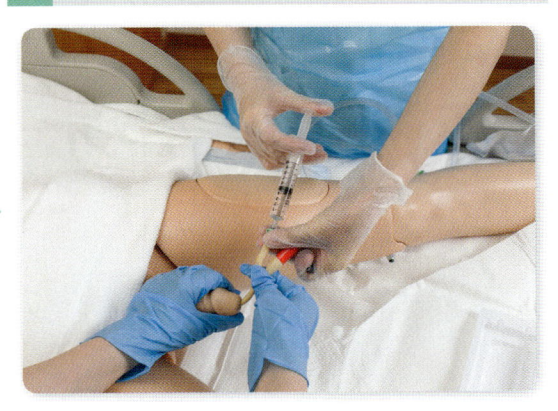

❶介助者は規定容量の滅菌蒸留水(セット付属のシリンジに入っている)を，固定水注入口からゆっくりと注入し，注入後，シリンジを外す

> **注意 カテーテルは十分に挿入し，尿道内で固定バルーンを膨らませないこと**
>
> ▶カテーテルは十分に挿入し，尿の流出があっても5cm程度先に進める．
>
> 根拠 固定バルーンが尿道内で膨らむのを防ぐため．尿道内で膨らませると尿道損傷の危険性がある．挿入が足りないよりは，長めに挿入される方がよい．ただし，カテーテル先端で膀胱壁を損傷しないように静かに挿入すること
>
> ▶滅菌蒸留水を注入するとき，抵抗を感じたり，患者が痛みを訴えたら，ただちに注入をやめる
>
> 根拠 尿道内で固定バルーンが膨らんでいる可能性が高い

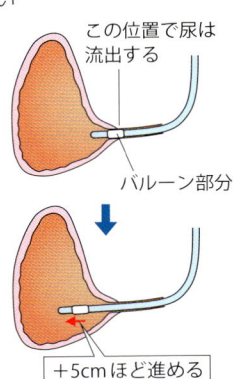

この位置で尿は流出する
バルーン部分
＋5cmほど進める

ポイント

▶規定容量の滅菌蒸留水を注入する

根拠 多く注入するとバルーンが破裂する．逆に注入する量が少なければ，バルーンが膨らまずカテーテル脇から尿漏れが起きたり，カテーテルが自然抜去される

💡コツ **固定水注入口とシリンジの接続部をしっかり押さえる**

滅菌蒸留水をバルーンに注入する際，接続部が外れないようにしっかりと押さえるとよい．初めて行う場合には接続部から蒸留水がブシュっと飛び散ることがある．

> **禁忌 バルーンの固定に生理食塩水は使用しない**
>
> 滅菌済み膀胱内留置カテーテルキットには，滅菌蒸留水入りのシリンジが入っているが，キットを使用しない場合には注意する．
>
> 根拠 生理食塩水を長期間注入したままにすると，食塩が結晶を形成し，固定バルーンから水が抜けずカテーテルが抜去できなくなることがある．

必修 尿の流出確認

尿の流出がない場合は，時間を少し置いて確認する．

持続的導尿（男性）

5 バルーンの固定（つづき）

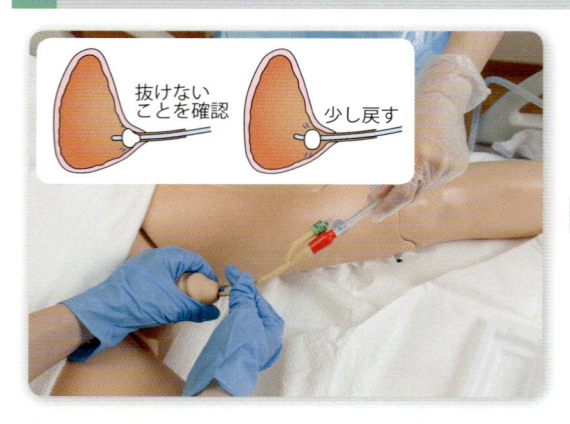

❷カテーテルを軽く引き，抜けないことを確かめる
❸内尿道口に，カテーテルを引っ張ったときのテンションがかかったままにならない程度に少し戻す

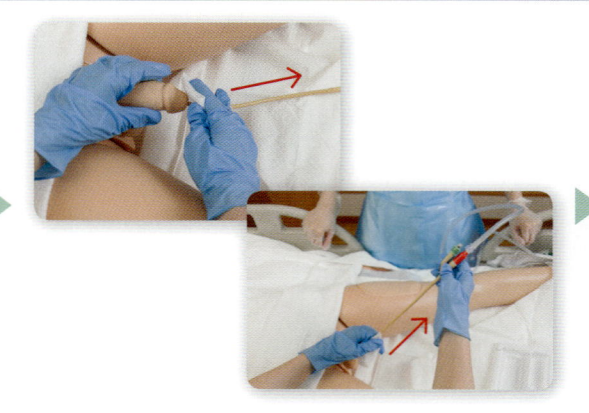

❹外尿道口周囲とカテーテルの潤滑剤，消毒薬を拭き取る
- 根拠 薬剤や湿潤によるかぶれを予防する
- 根拠 患者の不快感を解消する

ポイント
▶清潔を保つために，カテーテルは外尿道口周囲から蓄尿バッグ側に向かって拭き取る

バルーン固定のコツ

▶カテーテルを自然に戻す
固定バルーンを膨らませ，引っ張って抜けないことを確かめた後，再びカテーテルを少し奥へ自然に戻す（内尿道口にテンションがかかったままにしない）．
- 根拠 不快感や炎症，損傷の原因となる圧迫を防ぐ

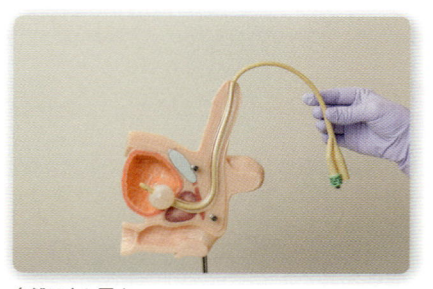

挿入の長さはカテーテルのほぼ根元までだが，カテーテルの挿入が深いままだと，膀胱が空になったとき，膀胱上壁によってカテーテルの穴がふさがる可能性がある．

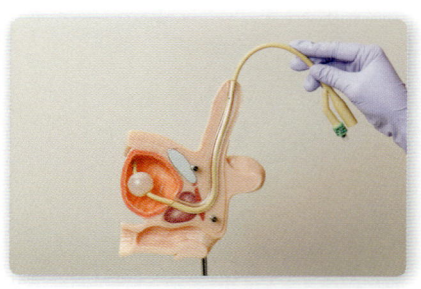

自然に少し戻す　　　　　　　　穴がふさがる

6 トレイの片づけ，手袋の交換

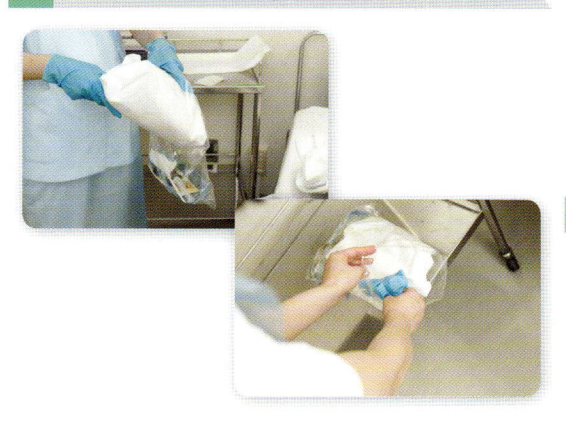

❶ 使用済みの物品と防水シーツ（紙おむつ）をまとめ，滅菌手袋を外して感染性廃棄物と一緒にゴミ袋に入れる（手袋の外し方 ☞ p24）
❷ 手指衛生を行う
❸ ディスポーザブル手袋を装着する

ポイント
▶ 感染性廃棄物が入ったゴミ袋はワゴンの下段に置く．片づけの際も，清潔な物と汚染物を分ける

必修 ゾーニング
区域を清浄度別に分類することをゾーニングという．たとえば，ワゴンの場合，汚染している床に近い下段を不潔区域，床から離れた上段を清潔区域として，載せる物品を区別する．

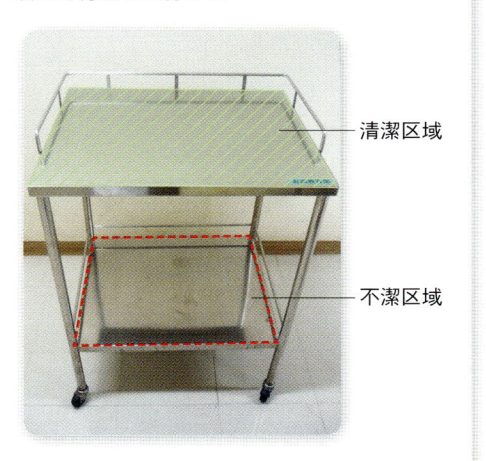

清潔区域
不潔区域

7 カテーテルの固定

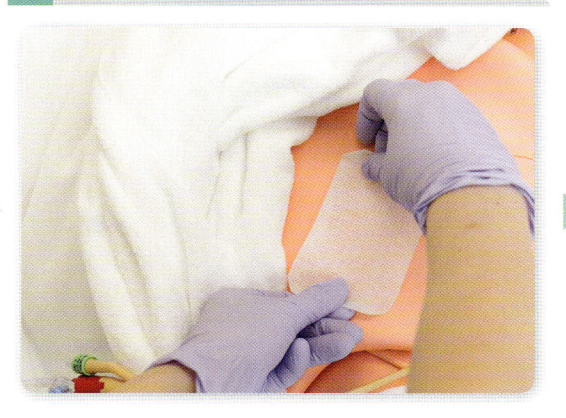

❶ 下腹部または腸骨稜付近に，土台となるテープを貼る

ポイント
▶ 土台となるテープは皮膚に優しいテープを選択する
　根拠 粘着力の強いテープを直接皮膚に貼ると，かぶれなどの原因になるため

⚠注意 長期間留置する場合は固定位置を変える
同じ位置に固定を続けると，挿入部や皮膚にカテーテル圧迫による粘膜・皮膚障害を起こす危険がある．長期間留置する場合は，適宜固定位置を変える．

コツ テープは事前に準備しておく
テープは2枚用意し，事前に以下の準備をしておく．
① 固定テープと土台となる皮膚に装着するテープの2枚を準備する
② 固定テープにはY字に切れ目を入れておくと，カテーテルを固定しやすい（右写真）

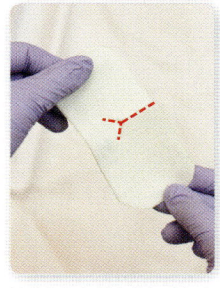

Y字の切れ目を入れておく

1 持続的導尿ができる

持続的導尿（男性）

持続的導尿（男性）

7 カテーテルの固定（つづき）

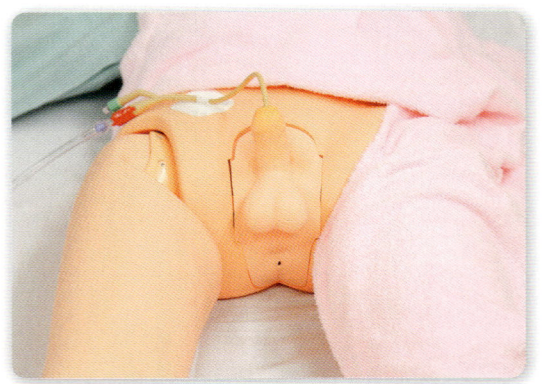

※写真はモデル人形なので浮いてしまっているが，陰茎が浮かないよう固定する

❷陰茎を上に向け，テンションがかからないようカテーテルに3～5cmのゆとりをもたせて，下腹部または腸骨稜下付近に固定する

根拠 （排出用の）接続チューブが引っ張られても，カテーテル挿入部は引っ張られないようにする

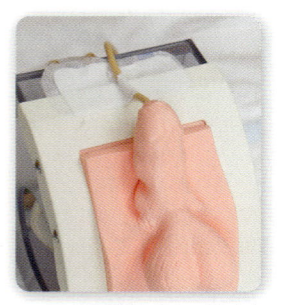

※写真はイメージです

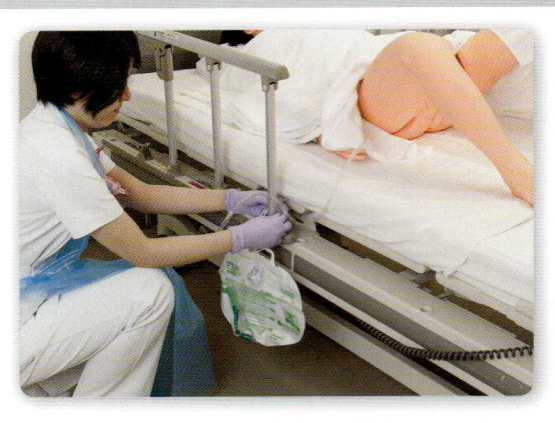

※以下，「蓄尿バッグの固定」，「観察，患者説明」，「片づけ，記録」は女性の場合と同じ（☞p26～28）

!注意 陰茎を下に向けたまま固定しない

陰茎を下に向けたまま固定すると，カテーテルの重みで陰茎と陰嚢の接触部位に圧力がかかり，血行障害を起こしてびらんや潰瘍を生じる危険がある．また尿道瘻を形成することもある．

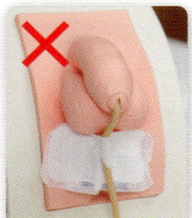

（イメージ）
陰茎を下に向けたまま固定しない

持続的導尿 管理のポイント

1 持続的導尿ができる

尿路感染発生の原因と機序を踏まえた予防対策

▶ 持続的導尿は尿路感染を起こすリスクが高く，尿路結石，膀胱炎，腎盂腎炎，前立腺炎，精巣上体炎などを合併しやすい．

▶ 尿道カテーテル留置中の感染を予防するためには，細菌の侵入経路（☞p41）を把握し，細菌の侵入を防ぐ必要がある．

▶ 尿道カテーテル留置中もカテーテル挿入部（外尿道口）や全身の清潔を保ちながら観察を頻繁に行い，ポイントをおさえたケアを行うことが重要である．

尿路感染を防ぐ

そのためには…

尿路感染は，
尿路結石，膀胱炎，腎盂腎炎，
前立腺炎，精巣上体炎など，
重大な合併症のリスクとなる

①感染の要因を取り除く
▶ 尿の停滞や逆流を起こさない
▶ 清潔操作を守ってカテーテルを挿入する
▶ カテーテル留置中，尿路が不潔にならないようにする（開放状態を減らす，尿漏れを防ぐ）
▶ 物理的な尿道粘膜損傷を減らす

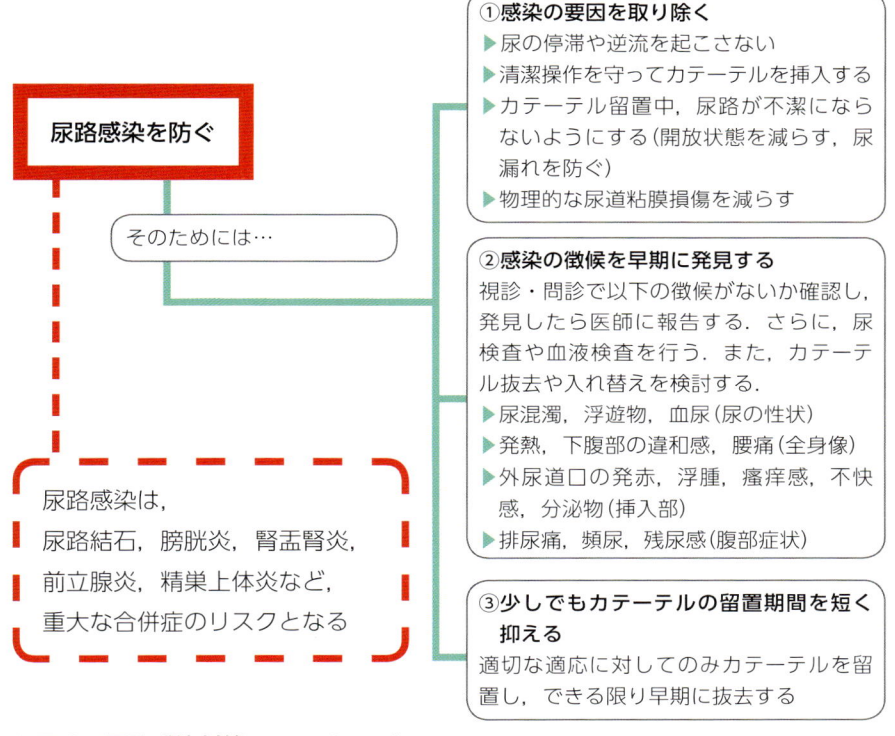

②感染の徴候を早期に発見する
視診・問診で以下の徴候がないか確認し，発見したら医師に報告する．さらに，尿検査や血液検査を行う．また，カテーテル抜去や入れ替えを検討する．
▶ 尿混濁，浮遊物，血尿（尿の性状）
▶ 発熱，下腹部の違和感，腰痛（全身像）
▶ 外尿道口の発赤，浮腫，瘙痒感，不快感，分泌物（挿入部）
▶ 排尿痛，頻尿，残尿感（腹部症状）

③少しでもカテーテルの留置期間を短く抑える
適切な適応に対してのみカテーテルを留置し，できる限り早期に抜去する

▶ 図3 尿路感染対策フローチャート

尿路感染対策チェックリスト

▶ 尿の停滞や逆流を起こさないために
　▷ 水分制限のない患者は，なるべく1日2,000 mL以上の排尿を確保できるように水分摂取を励行する（食事中の水分・輸液などを含む）．
　▷ 同一体位が長く続かないように体位変換を行う．
　▷ カテーテルが折れ曲がったりしないように注意し，蓄尿バッグがカテーテル挿入部より高い位置に設置されないようにする．
　▷ 尿混濁や浮遊物，血尿がある場合は，カテーテルをミルキング（専用ローラーでしごくなど）して，尿の流れが停滞しないようにする．

▶ 尿路を不潔にしないために
　▷ カテーテル留置中でもシャワー浴を行い，陰部を清潔に保つ．シャワー浴ができない場合は陰部洗浄を1日1回行う．シャワー浴中，蓄尿バッグは，ぬれないようにビニールカバーなどで覆う．体動や陰部洗浄でカテーテルが抜けないよう注意する．また，ケア中に蓄尿バッグがカテーテル挿入部より高い位置にならないよう注意する（そのように注意すれば，リフトバス入浴などは可能）．
　▷ 蓄尿バッグは排尿口が汚染されないためにも，床に着かない高さに設置する．
　▷ 歩行可能な患者には，カテーテルや蓄尿バッグを床に引きずらないように説明する．
　▷ 蓄尿バッグの排尿口は，床や尿を廃棄する容器に触れさせない．

▶ 物理的な尿道粘膜損傷を減らすために
　▷ カテーテル挿入手技や固定法を習熟する．
　▷ カテーテル挿入部の観察を徹底する．
　▷ カテーテル留置中の体位変換や移送時は，カテーテルが引っ張られないようにする．

▶ 尿は感染のリスクがあるものとして扱う
　▷ 感染の徴候がなくとも，尿は感染のリスクがあるものとして扱う（たとえば，蓄尿バッグからの排尿の作業は1人ずつ行い，そのつど手指衛生と手袋を交換する．カテーテルに触れた手で周囲や他の患者に触れない，など清潔操作を徹底する）
　▷ 尿路感染症の症状は有さないが，細菌尿を有する場合がある（無症候性細菌尿）ため，尿の取り扱いには注意する．
　▷ 無症候性細菌尿は女性や高齢者，糖尿病患者に多いとされているが，カテーテル留置中はさらにリスクが高くなる．

尿路結石発生の原因と機序

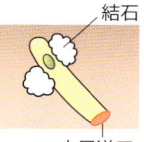

▶ 尿路結石とは，腎臓から尿道までの尿路に生じた結石のことである．尿道カテーテル留置の合併症として，異物（カテーテル）を核として，尿中に排泄された難溶性の物質が結晶化し，膀胱などに結石が形成されることがある．
▶ 尿量の減少や尿の停滞が結晶化の原因となる．
▶ 酸性尿で生じる結石と，アルカリ性尿で生じる結石とがある．
▶ 尿路感染がある場合，尿素分解酵素を有するグラム陰性桿菌が尿素からアンモニアを形成するため，尿はアルカリ性となり結石を生じやすくなる．

細菌の侵入経路と増殖

▶ カテーテル留置中の尿路は細菌が繁殖しやすく，かつ感染防御能が低下しやすい環境であるため，感染のリスクが非常に高い状況といえる．
▶ カテーテルは生体にとって"異物"であるため，物理的刺激で尿路上部の粘膜の欠損を起こし，尿路粘膜の感染防御能を低下させる．
▶ カテーテルの膀胱内開口部より下の部分には，常に残尿が存在するため，それらが培地となり細菌が繁殖しやすい．また，カテーテル先端に付着した尿中塩類などは細菌増殖の場となる．
▶ 細菌の侵入経路は3か所（閉鎖的環境の場合）ある（図4）．

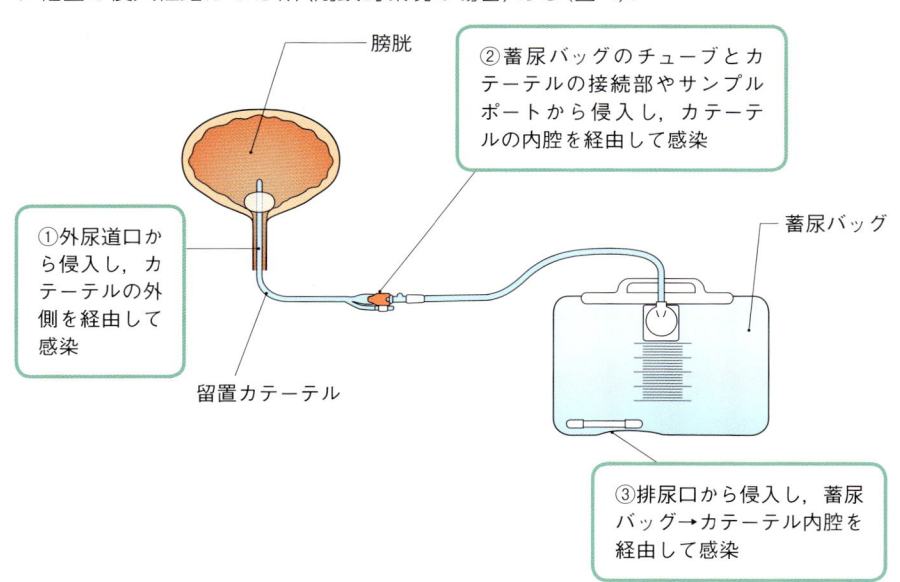

▶ 図4　留置カテーテルの感染経路

いつ観察を行うのか

- 留置1時間後には尿の流出状態，性状をチェックする．
- その後8時間ごとに尿量，尿の性状，浮遊物の有無，外尿道口からの尿漏れ，外尿道口の発赤・浮腫の有無を観察する．
- 尿量は，疾患などによって指示された時間にしたがって観察する．
- 患者のもとを訪れるごとに，カテーテルの屈曲や蓄尿バッグの設置位置を確認し，尿混濁，発熱時の熱型，下腹部の灼熱感や不快感などがないか観察し，患者に直接「下腹部に痛みや違和感などはありませんか」などと質問をする．
- 日常生活における観察と指導のポイントを図5に示す．

カテーテルと蓄尿バッグの交換

- 尿の流出が悪く，カテーテル内腔のつまりが考えられる場合には，カテーテルを交換する．
- 感染徴候が認められたり，蓄尿バッグの汚染が激しい場合や不具合が生じた場合は交換する．
- 交換の時期に関する規定はない．カテーテルを留置している患者では30日後に100％，細菌尿を認めるという報告がある．少しでも留置期間を短くすることが感染予防につながる．
- CDCのガイドラインによると，「定期的な間隔で尿道留置カテーテルまたは採尿バッグの交換は推奨しない．むしろ，感染や閉塞のような臨床的な適応に基づくか，閉鎖式システムが損なわれたときにカテーテルと採尿バッグを交換することを勧める」とある．

尿漏れがあった場合

- カテーテルが抜けていないか確認する．
- カテーテルおよびチューブが屈曲したり，圧迫されたりしていないか確認する．
- カテーテル管理に十分注意し，それでも尿が漏れる場合は交換を検討する．

1 持続的導尿ができる

固定部
▶固定位置の変更
☐テープによる皮膚潰瘍とカテーテルの圧迫による陰茎潰瘍を防ぐため，適宜固定位置をずらす．その際，皮膚の発疹，潰瘍の有無をチェックする
▶固定の確認
☐固定にゆとりがあり，外尿道口に圧力がかかっていないことを確認する

全身状態
▶飲水指導
☐2L/日以上の尿量を確保できるよう飲水を促す（飲水制限のない患者の場合）
▶バイタルサインの確認
☐発熱やそれに伴う脈拍の増加がないか確認する
▶痛み・尿意などの有無
☐膀胱刺激症状（下腹部痛，尿意ひっ迫感，残尿感など）がないか確認する
☐違和感があれば我慢せずに言うように伝える

留置カテーテル，排出用接続チューブ
▶カテーテルの走行
☐屈曲していないか，患者の身体の下でつぶされてないかを確認する
▶閉塞の有無
☐蓄尿バッグ内の尿量が少ないときや，カテーテル挿入部からの尿漏れなどがあれば，カテーテルの閉塞を疑う．内腔が閉塞している場合は交換する

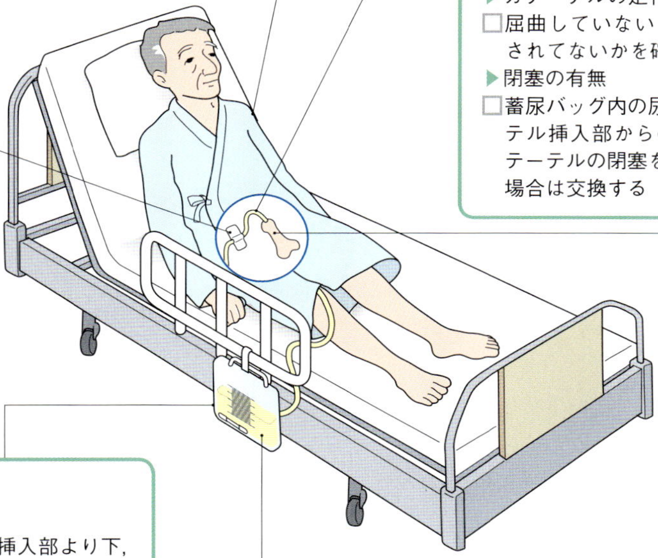

蓄尿バッグ
▶位置の確認
☐位置はカテーテル挿入部より下，床面より上に保つ
▶尿の廃棄
☐尿の廃棄時は排尿口が不潔にならないよう注意する．廃棄後は，排尿口をアルコール消毒綿で拭く

陰部
▶陰部洗浄
☐毎日石けんで洗浄し，清潔を保つ（不快感の軽減にもなる）
▶症状の有無
☐陰部に発赤，出血，潰瘍，痛み，瘙痒感などがないか確認する
▶尿漏れの有無
☐尿漏れがある場合，カテーテルの状態をチェックすると同時に合併症の可能性も考える

尿
▶尿の観察，アセスメント
☐尿の量，性状，浮遊物の有無，色，においを確認する
☐浮遊物や膿が原因で，混濁が発生していないか確認する
☐尿が濁っている場合や血尿がみられる場合は，カテーテルを手でもんだり，専用ローラーでしごく（ミルキング）などして，閉塞を予防する

▶図5　日常生活の観察と指導

サンプルポートからの尿採取

▶サンプルポートからの尿の採取は，針のついていないディスポーザブルシリンジ（スリップタイプかロックタイプ）で行う．

注意 注射針を利用してサンプルポートから尿を吸引しない
根拠 カテーテルの破損防止

①サンプルポートから下流10 cm以内のカテーテル下部を折り曲げ，サンプルポート付近に尿を滞留させる．
②消毒綿でサンプルポートの表面を消毒し，乾燥させる．

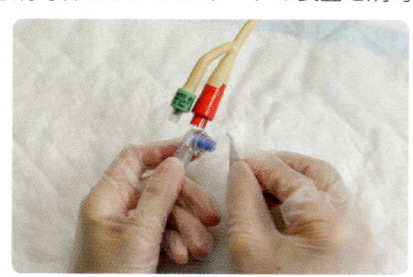

③清潔操作によりディスポーザブルシリンジの筒先をサンプルポートの中心に垂直に当て，しっかりと差し込む，またはロック部をゆっくりと回して取り付ける．
④必要な量の尿を吸引する．採尿後はサンプルポートのゴムが元の位置に戻ったことを確認する．

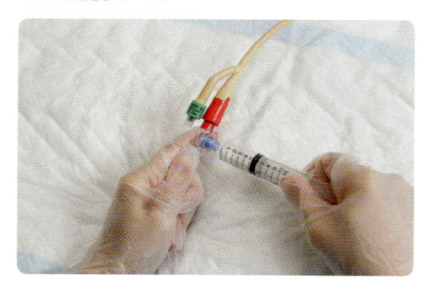

⑤検体採取後は折り曲げた留置カテーテルを元に戻す．

留置カテーテルの抜去 ▶1-16

1 持続的導尿ができる

1 抜去の判断，必要物品の準備

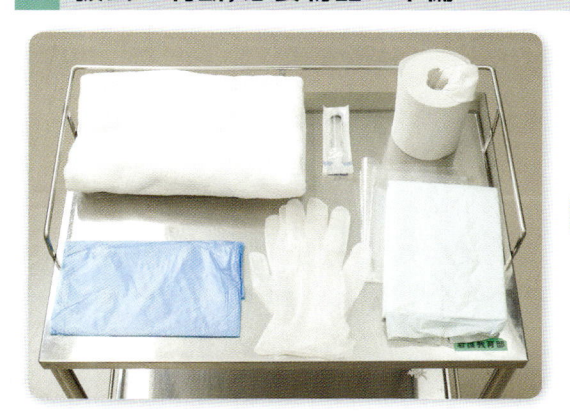

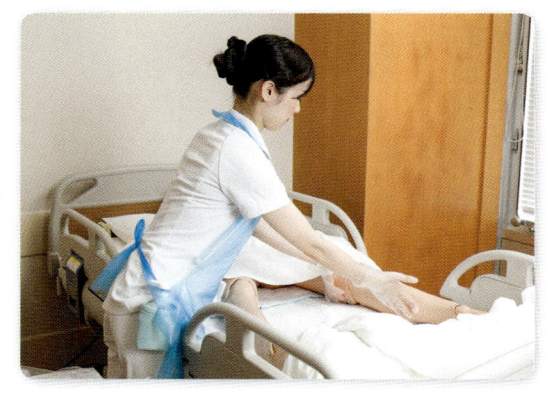

❶カテーテル抜去の判断をする
❷必要物品を準備する
❸カーテンなどを閉めてプライバシーに配慮する
❹患者に，抜去する旨を説明する

ポイント
▶抜去後の排泄方法について検討し，医師と相談のうえ，指示により抜去する（p46）

必要物品
①バスタオル（2～3枚，患者私物）
②ディスポーザブルエプロン
③トイレットペーパー
④ディスポーザブルシリンジ
⑤ゴミ袋
⑥吸水シーツ（紙おむつでもよい）
⑦ディスポーザブル手袋
⑧カバー（使用済み蓄尿バッグを覆うためのもの）

❺手指衛生を行い，手袋，エプロンを装着する
❻下着，寝衣のズボンを取り，邪魔でないところにたたんで置く
　根拠 清潔区域を汚染させないため
❼両下肢をバスタオルで覆う（p10）
❽腰の下に吸水シーツを敷く
❾カテーテルを固定しているテープを取る

💡コツ テープは皮膚を押さえてゆっくりと剥がす
▷テープを剥がす際，皮膚をもう一方の指先などで押さえ，ゆっくりと剥がす．
▷皮膚に対して水平になるくらいにテープを折り返して剥がすと痛みが和らぎ，皮膚障害を防ぐことができる．

[必要物品]
①バスタオル（2～3枚，患者私物）
②ディスポーザブルエプロン
③トイレットペーパー
④ディスポーザブルシリンジ
⑤ゴミ袋
⑥吸水シーツ（紙おむつでもよい）
⑦ディスポーザブル手袋
⑧カバー

45

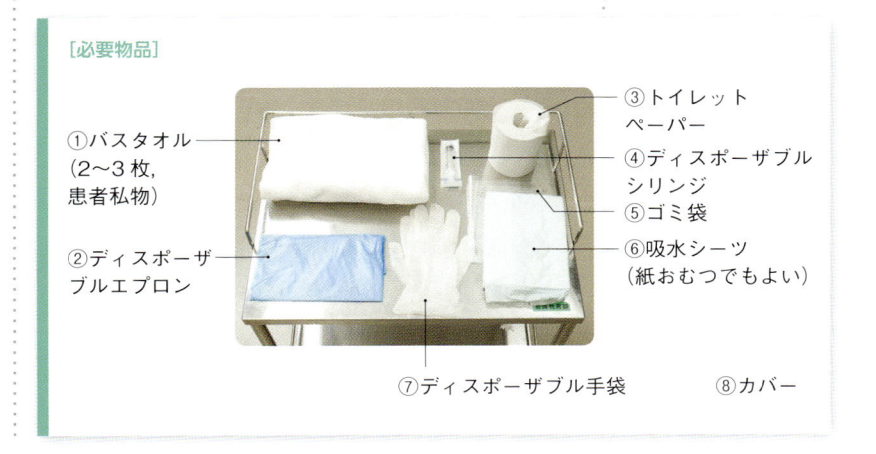

留置カテーテルの抜去

2 バルーン内の固定水を抜く 1-17

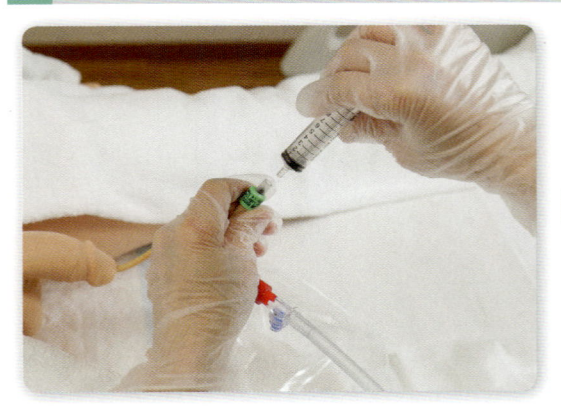

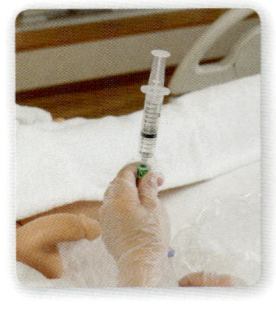

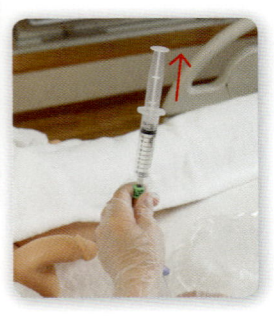

❶カテーテルの固定水注入口にシリンジを接続する

❷シリンジ内に，自然に固定水が戻ってくるのを確認する

根拠 固定水が入ったバルーン内は陽圧であるため，シリンジを接続すると自然に固定水が戻ってくる

留置カテーテル抜去の判断基準

▶抜去の判断基準は，挿入時に適応となった事柄が解決できたかどうかである
①厳密な水分出納バランスの管理が必要でなくなった
②尿路通過障害が改善されたという医師の所見
③尿閉による水腎症や腎機能低下がないという医師の所見
④泌尿器系術後の創部の安静保持や体位の固定の必要性がなくなった
⑤仙骨または会陰部の開放創が改善した

▶それに加え，以下の場合も抜去を検討する
⑥カテーテル留置期間が長期になった（閉鎖式では留置して30日後には100％の患者に細菌尿を認めるという報告がある）
⑦接続部が緩んでいる
⑧蓄尿バッグ内や排液口に着色や汚染がみられる
⑨蓄尿バッグやカテーテル内に浮遊物出現
⑩細菌尿（目安 10^5 cfu/mL 以上）がみられる
⑪尿混濁がある
⑫尿路感染を疑う症状がある（38.0度以上の発熱，白血球数・CRPの上昇等）

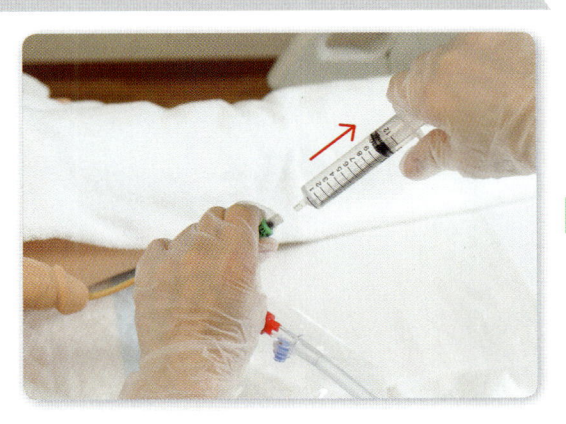

1 持続的導尿ができる

3 カテーテルの抜去

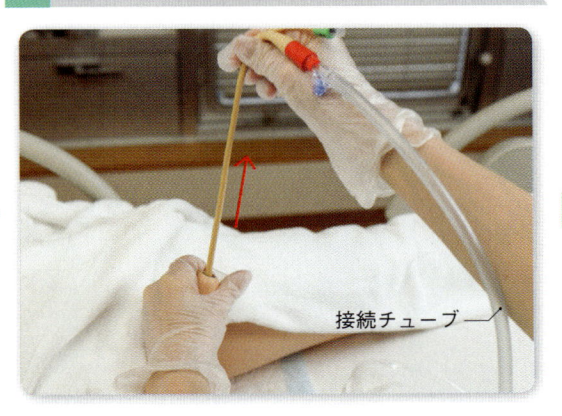

❸シリンジの内筒が自然に戻るのが止まったら，軽くシリンジを引いてバルーン内の固定水が完全に抜けたことを確認する
　根拠 バルーンが膨らんだままだと，抜去時に尿道損傷を起こす可能性がある

❶接続チューブ内の尿が逆流しないように，外尿道口付近のカテーテルを持ち，ゆっくりカテーテルを抜去する
　根拠 逆流防止，逆行性感染防止

ポイント
▶患者に，口でゆっくり呼吸しリラックスするよう促す
▶陰部をトイレットペーパーなどで押さえる
　根拠 カテーテル先端や外尿道口から尿が垂れるのを拭う

> **コツ** 抜去するときは，カテーテルをつまんで尿の逆流を防ぐ 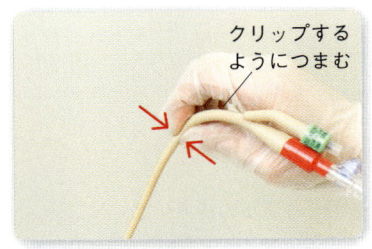
>
> クリップするようにつまむ
>
> クリップするようにつまみ，尿の逆流を防ぐ

> **コツ** カテーテルを引き抜く方向
>
> ▷男性は，陰茎を陰嚢に対して垂直にして抜去すると違和感（痛み）が少ない．

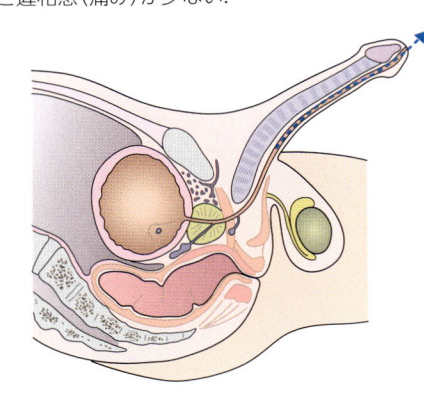

▷女性は，外尿道口の向きを意識して水平に抜く．

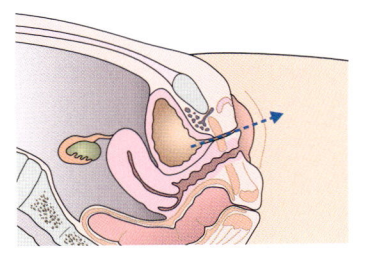

接続チューブ

留置カテーテルの抜去

47

留置カテーテルの抜去

3 カテーテルの抜去（つづき）

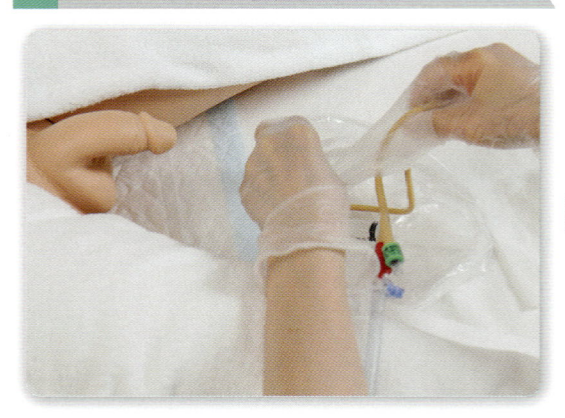

❷カテーテルと蓄尿バッグを感染性廃棄物としてゴミ袋に入れ，まとめてワゴンの下段に置く（ゾーニング p37）

ポイント
▶内部の尿が漏れないよう，カテーテルの先端を上げ，尿を蓄尿バッグに送るとよい

> **コツ　引き抜いた後のカテーテルから尿が漏れないよう注意する**
> ▷引き抜いた後はカテーテル内の尿が漏れて周囲を汚染しないように注意する．
> ▷もし漏れてしまってもリネンなどを汚染しないように，防水シーツ（紙おむつ）の上で操作する．

> **コツ　早期抜去のためのケア**
> ▷膀胱内留置カテーテルの長期化はCAUTI（catheter-associated urinary tract infection：カテーテル関連尿路感染症）のリスクを高めるという知識をもち，目的に見合った留置であるか常にアセスメントすることが大切である．
> ▷ADLの低下によりカテーテルを留置している患者には，ADLを上げるためのケアを実施する．
> ▷術後安静のためにカテーテルを留置している患者には，早期離床を促すケアを実施する．

4 清拭

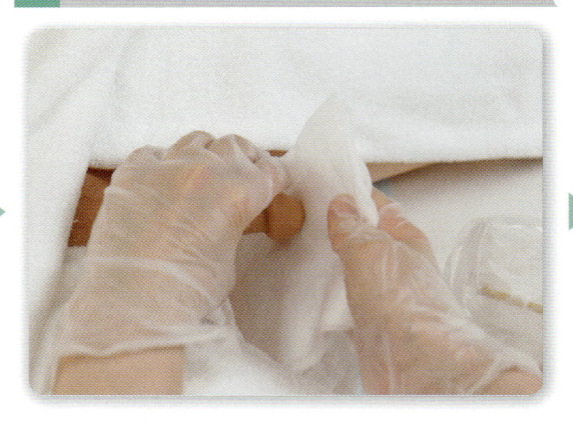

❶陰部を清拭する

ポイント
▶自分でできる患者には自分で清拭してもらう

5 抜去後の患者説明

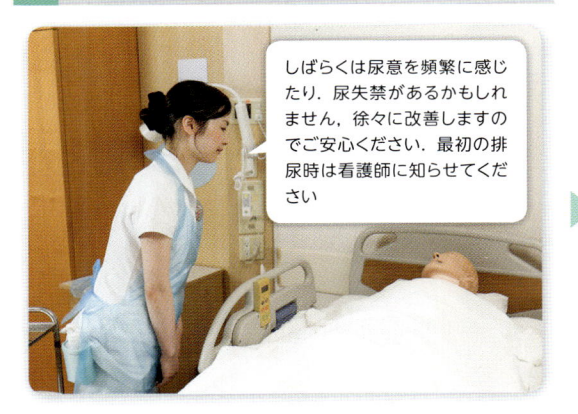

しばらくは尿意を頻繁に感じたり，尿失禁があるかもしれません．徐々に改善しますのでご安心ください．最初の排尿時は看護師に知らせてください

❶ 手袋を外し，手指衛生を行う
❷ 寝衣，寝具を整える
❸ 患者に抜去後に起こりうる事柄を説明する

> **必修** カテーテル抜去後の最初の排尿は看護師に知らせてもらう
>
> **根拠** 抜去後のトラブル（右「観察」参照）の有無や自然排尿を確認（尿閉になっていないか）するため
>
> ▶ 正しく知らせることができない場合は，トイレに付き添い，看護師が観察する

> **コツ** 使用済み蓄尿バッグ（ゴミ袋）を運ぶときは，カバーをかける
>
> ▶ 寝衣を整え終えたら，抜去したカテーテルと蓄尿バッグが入ったゴミ袋にカバーをかける
>   **根拠** 尿の飛散防止
>   **根拠** 患者の羞恥心への配慮と，運搬時の他者への配慮（汚物を見せない）

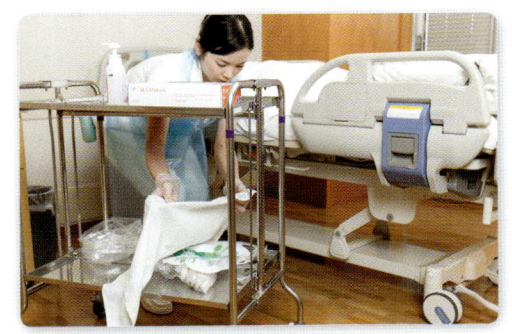

汚物が見えないようにカバーをかける

6 排尿状態の確認，記録

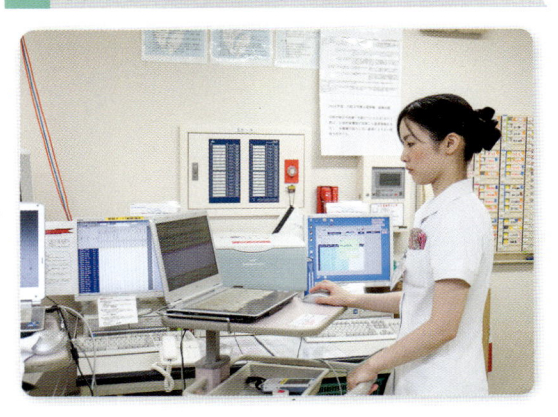

❶ 退室し，ゴミを感染性廃棄物として所定の場所に廃棄する
❷ 抜去2～3時間後に，必ず患者の排尿状態を確認する
❸ 抜去後のトラブルに対応する
❹ 実施と観察事項を記録する

ポイント

▶ 抜去後6時間が過ぎても尿意がない，尿量が少ない場合は，対応を検討する
➡ まず，飲水量が少なければ飲水を促したり，精神的なことが原因の場合もあるので，トイレに座っていただいたりする．それでも排尿がない場合，腹部膨満感などの症状を観察のうえ導尿を行い，残尿量を測定する．

> **観察** 抜去後のトラブルはないか
>
> ☐ 下腹部痛，下腹部膨隆を伴う尿閉
> ➡ 医師にすぐ報告
> ☐ 排尿時痛
> ☐ 尿意がない
> ☐ 尿量が少ない
> ☐ 陰部違和感
> ☐ 残尿感
> ☐ 腹部膨満感
> ☐ 尿意はあるが出ない
> ☐ 血尿
> ➡ 引き続き観察を続けて，改善しないようであれば医師に報告する．

1 持続的導尿ができる

留置カテーテルの抜去

49

2 一時的導尿ができる

目的

自然排尿が困難な場合や残尿の測定，無菌尿の採取，手術や分娩などの前処置として必要な場合に，カテーテルを膀胱内に挿入し，膀胱内にたまった尿を排泄させる．

目標

- ☑ 排尿に関する解剖生理を理解できる
- ☑ 一時的導尿の必要性を理解できる
- ☑ 一時的導尿の適応を理解している
- ☑ 患者の病態についての知識がある
- ☑ 一時的導尿を清潔操作で安全・安楽に実施できる
- ☑ 患者の差恥心や苦痛に配慮できる
- ☑ 尿の性状・量をアセスメントできる
- ☑ 合併症と合併症が生じたときの対処法を知り実施できる
- ☑ 感染予防策を励行できる

一時的導尿（女性） ▶ 2-1

1 必要物品の準備，患者説明

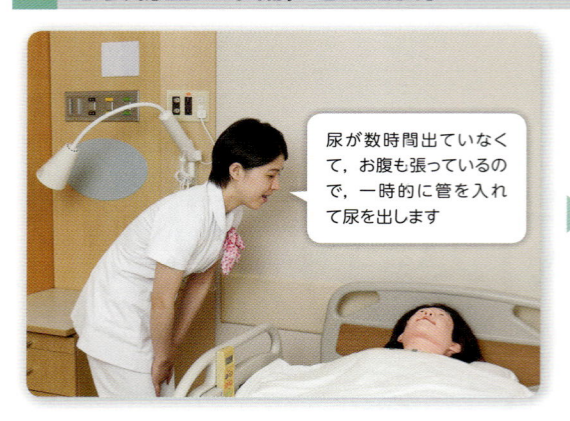

（吹き出し）尿が数時間出ていなくて，お腹も張っているので，一時的に管を入れて尿を出します

※ここでは「意識清明な患者」を前提に解説する
❶事前にアレルギー（ヨード，ラテックス）の有無を確認しておく
❷患者に一時的導尿の必要性を説明する

ポイント
▶何のために一時的導尿をするのか説明する

観察 一時的導尿が必要かどうか判断する（自然排尿が困難な場合）
- □尿意の有無
- □前回の排尿時間，1回の尿量
- □残尿感の有無
- □尿意切迫感の有無
- □下腹部膨満感の有無，膨隆状態

注意 ヨードアレルギーのある患者には，他の消毒薬を準備する
アレルギーのない他の消毒薬（0.025％塩化ベンザルコニウムなど）を準備する

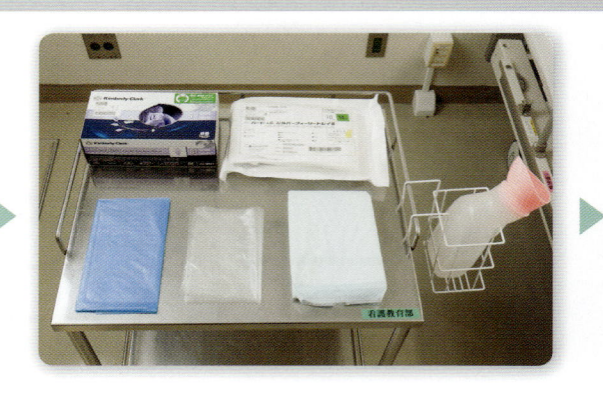

❸必要物品をベッドサイドに用意する

必要物品
①ディスポーザブル手袋
②ディスポーザブルエプロン
③ゴミ袋
④滅菌済み導尿カテーテルキット
⑤吸水シーツ（紙おむつでもよい）
⑥尿器
⑦バスタオル（2〜3枚，患者私物）
⑧枕（体圧分散クッション）

注意 カテーテルは細めのものを選ぶ
サイズの目安は14〜16 Frであるが，第1選択は14 Frである．患者の体格や病態，尿の性状，挿入目的に合わせて選択する．
根拠 細い方が尿道損傷，刺激が少なく，細菌の付着や感染防止につながる

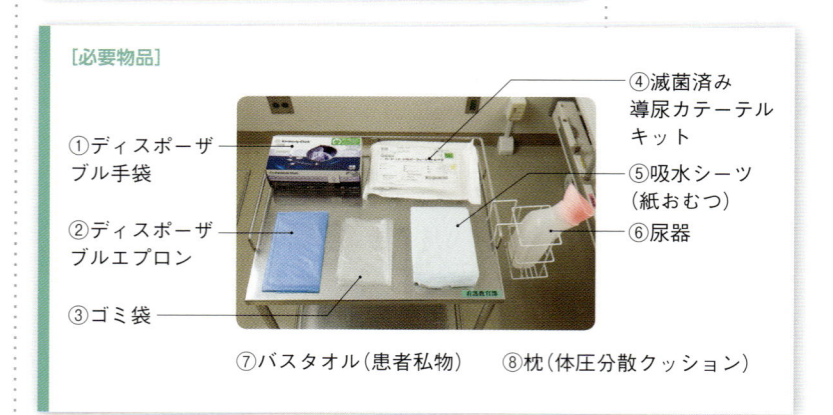

[必要物品]
①ディスポーザブル手袋
②ディスポーザブルエプロン
③ゴミ袋
④滅菌済み導尿カテーテルキット
⑤吸水シーツ（紙おむつ）
⑥尿器
⑦バスタオル（患者私物）　⑧枕（体圧分散クッション）

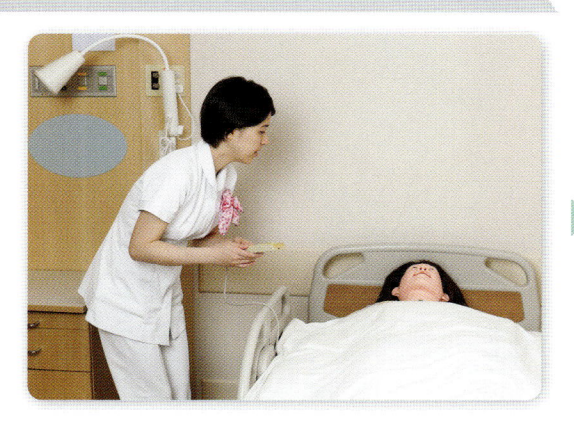

2 一時的導尿ができる

2 体位・体勢を整える

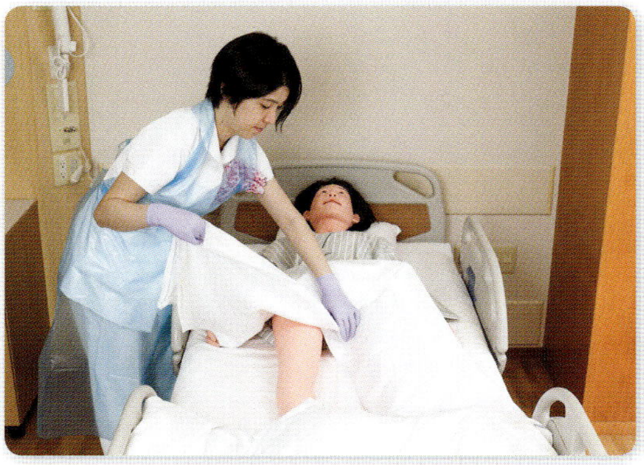

❹ベッド上やベッドサイドを整理し，作業がしやすい高さまでベッドの高さを調整する
- 根拠 作業野が見やすい
- 根拠 看護師（実施者）の腰痛予防

❺実施者が右利きの場合は患者の右側へ，左利きの場合は左側に立って準備する
- 根拠 利き手でカテーテルを操作しやすくする

❻手指衛生を行い，手袋とエプロンを装着する
- 根拠 患者・看護師間の感染防止

ポイント
▶ベッド上に患者の私物などがある場合，床頭台などに移動する

❶寝具をめくり，たたんで足元に置く
❷バスタオルを腰の上に掛け，寝衣（ズボン），下着を取る
❸下肢を別のバスタオルで覆う（☞p10）

ポイント
▶バスタオルを掛けることで不要な露出を避け，羞恥心に配慮する．保温されて安心する効果もある．ただし，清潔操作の邪魔にならないように注意する
▶下着や寝衣はたたんで邪魔にならないところに置く

必修 滅菌済み導尿カテーテルキット内の物品

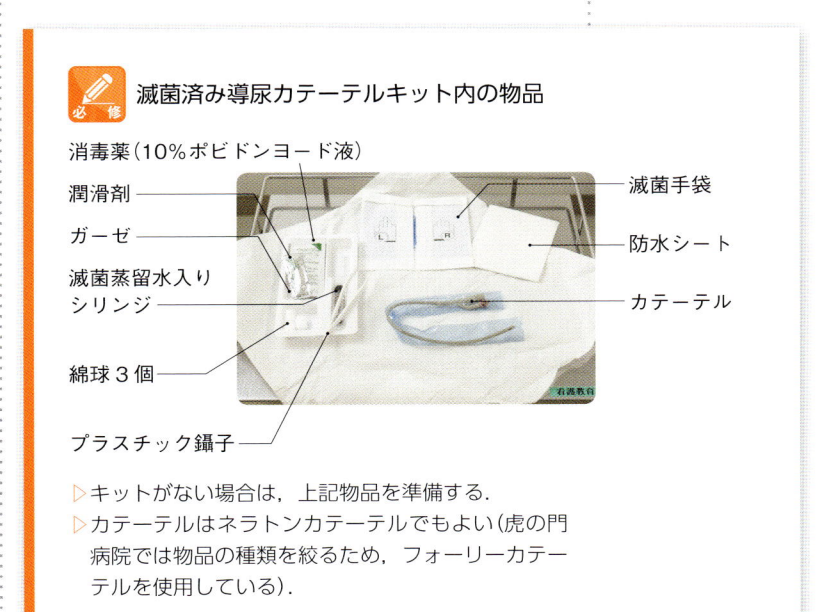

- 消毒薬（10％ポビドンヨード液）
- 潤滑剤
- ガーゼ
- 滅菌蒸留水入りシリンジ
- 綿球3個
- プラスチック鑷子
- 滅菌手袋
- 防水シート
- カテーテル

▷キットがない場合は，上記物品を準備する．
▷カテーテルはネラトンカテーテルでもよい（虎の門病院では物品の種類を絞るため，フォーリーカテーテルを使用している）．

一時的導尿（女性）

53

一時的導尿（女性）

2 体位・体勢を整える（つづき）

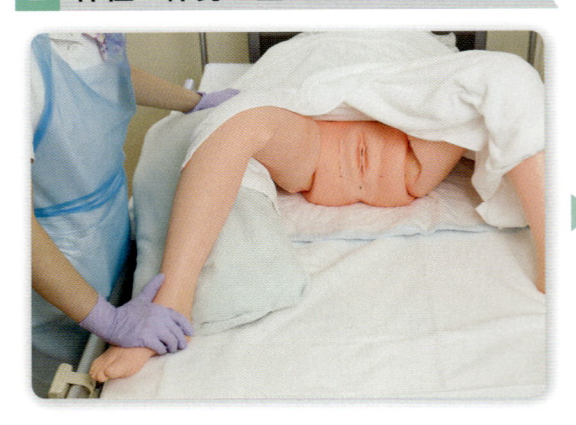

❹腰の下に吸水シーツを敷く
- 根拠 尿や消毒液でリネン類が汚染されるのを防ぐ

❺両膝を立て，左右に脚を開いてもらう（☞ p11）
- 根拠 視野が広がり，安全にカテーテルを挿入しやすい
- 根拠 外尿道口の消毒がしやすく，清潔を保ちやすい

❻患者の股の間に吸水シーツを敷き，陰部の近く（看護師から見て向こう側の足の付け根の近く）に尿器を置く

❼手袋を外し，手指衛生を行う

ポイント
- ▶吸水シーツを敷く際は，患者が動けるようなら腰を上げてもらう
- ▶尿器を置く位置は，排尿時のカテーテル操作を想定し，陰部から適度に近い場所にする

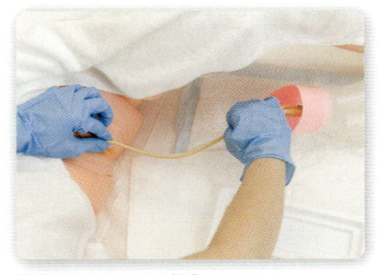

排尿時のカテーテル操作

3 カテーテル挿入キットの開封

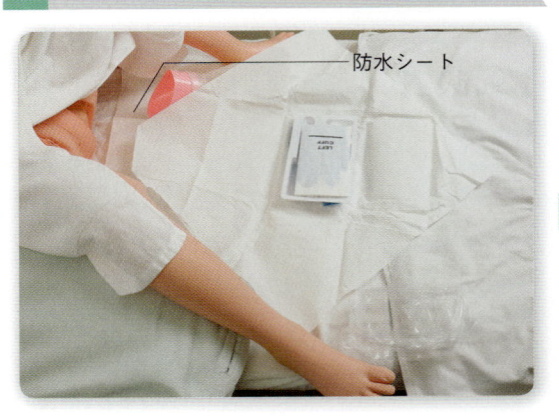

防水シート

❶ワゴン上でカテーテル挿入キットのトレイを袋から取り出す
❷包装シートに包んだまま，トレイを患者の脚の間に置き，そこで包みを開ける（☞ p12）
- 根拠 開封後に移動することで，シート内や物品が不潔になるリスクがある

❸セットの中の防水シートを他の部分に触れないように取り出し，殿部の下に敷く
❹ゴミ袋は手前側の患者の足元に置く

ポイント
- ▶滅菌手袋の装着後は，滅菌物品以外に直接触れられなくなるため，事前にゴミ袋や尿器を使いやすい場所に用意しておく

4 滅菌手袋の装着

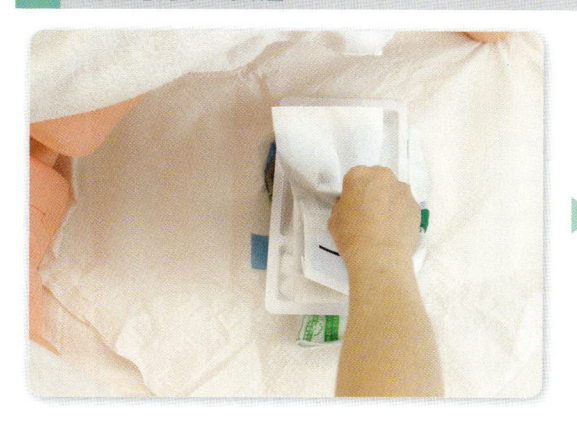

❶手指衛生を行う
❷他の物品に触れないように，トレイから滅菌手袋の包みを取り出し，ワゴン上に置く

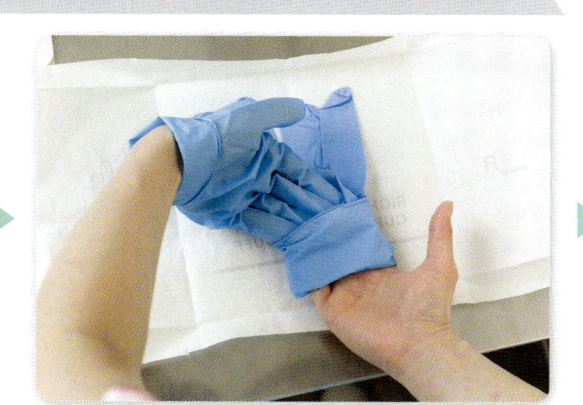

> **コツ** 滅菌手袋の包み紙の真ん中あたりをつまみ上げる
>
> トレイから取り出す際は，滅菌手袋の包み紙の真ん中あたりをつまみ上げるとよい
> **根拠** 素手で他の滅菌済み物品に触れないようにする

❸ワゴン上で滅菌手袋を開封する
❹左の手袋を装着する（利き手が右手の場合）
❺右の手袋を装着し，折り返し部分を伸ばす
❻左手の折り返し部分を伸ばす
（☞ p14〜15）

> **注意** 滅菌手袋の清潔・不潔を区別する
>
> 折り返し部分を伸ばす時，滅菌手袋の清潔区域が不潔区域（折り返しの内側や手首など）に触れないよう注意する（☞ p14〜15）
> **根拠** 感染防止

必修 清潔区域・不潔区域の区別

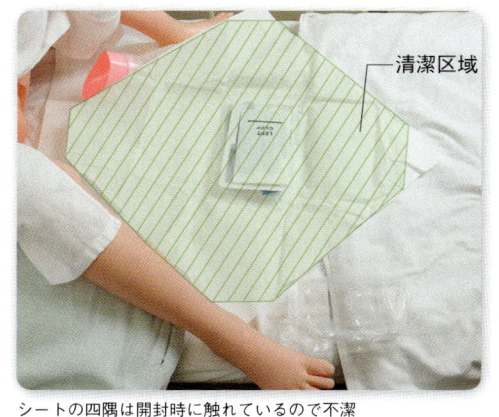

清潔区域

シートの四隅は開封時に触れているので不潔

一時的導尿（女性）

4 滅菌手袋の装着（つづき）

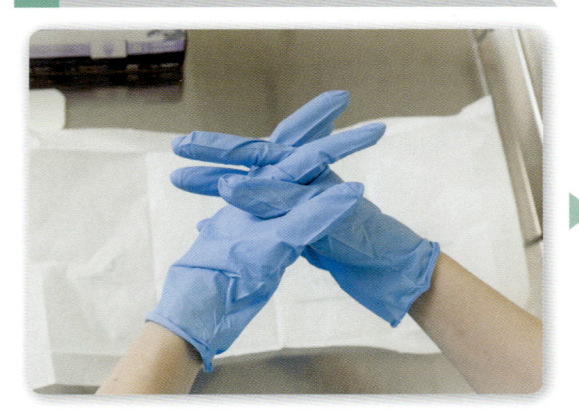

❼両手の指を組んで手袋をフィットさせ，たるみや指先の余りなどを解消する

注意 滅菌手袋は，滅菌部分以外の周囲のものに触れない
根拠 感染防止

コツ 手を視界から外さない
滅菌手袋を装着した後は，手をなるべく視界から外さないようにする．見ていないと，気づかぬうちに周囲に触れてしまうことがある．

5 トレイ内の物品の準備（ p16） 2-2

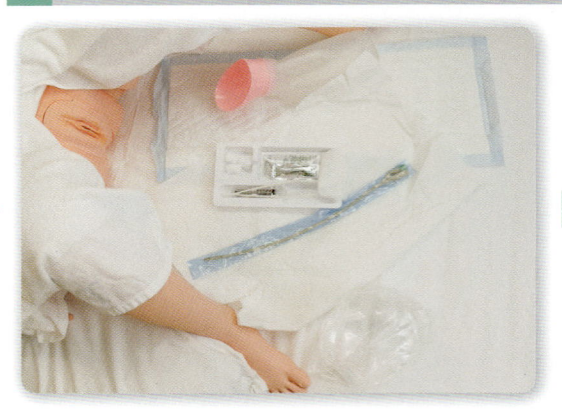

❶清潔区域と不潔区域を区別する

必修 清潔・不潔を区別する
▶清潔区域は滅菌手袋をした手以外で触れない
▶不潔区域に出たものは，清潔区域に戻さない
▶清潔に保つべき物品が不潔になってしまった場合は，新しい物品と交換する

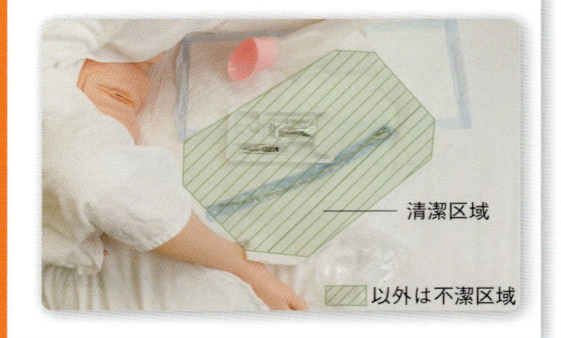

― 清潔区域
以外は不潔区域

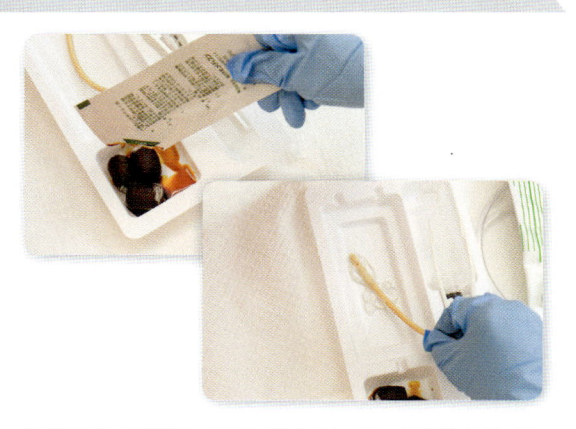

2 一時的導尿ができる

6 消毒

❷綿球に消毒液（10％ポビドンヨード液）を注ぎ，消毒綿球をつくる

❸トレイに潤滑剤を絞り出し，カテーテルの先端から 10 cm の範囲にまんべんなく潤滑剤を塗布する

根拠 尿道に 4～6 cm 挿入するため，それより少し長めに塗布する

ポイント
▶清潔（無菌）操作を行いやすいように各物品（消毒綿球，鑷子，カテーテル）を配置する

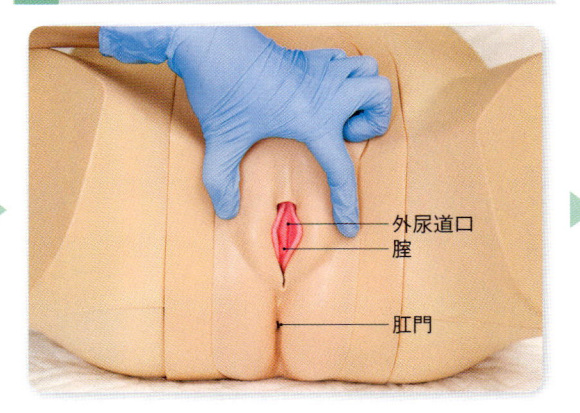

❶利き手でない方（ここでは左手）の母指と示指で小陰唇をしっかりと開き，外尿道口を確認する（このときから，この手は消毒していない陰部に触れるため「不潔」となる）

必修 カテーテルを操作する利き手は必ず無菌を保つ

カテーテルを操作する利き手は無菌を保ち，周囲に触れないこと．
根拠 感染防止

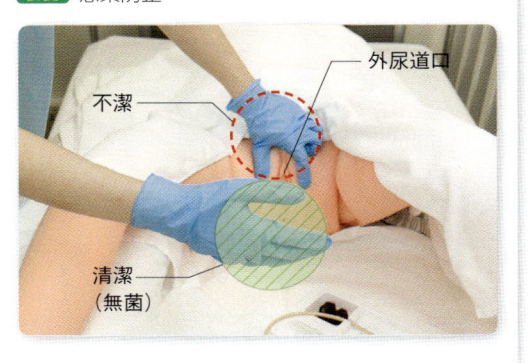

一時的導尿（女性）

一時的導尿（女性）

6 消毒（つづき）

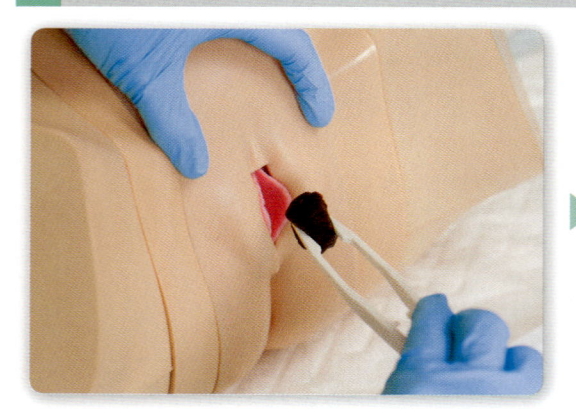

❷利き手で鑷子を持ち，消毒綿球をはさみ，小陰唇を消毒する

ポイント
- 消毒綿は，消毒液が垂れないよう，トレイ内で鑷子を使って少し絞る
- 小陰唇を開く手はしっかりと固定し，途中で未消毒の小陰唇が消毒した部分に触れて不潔にならないよう注意する

注意 ヨードアレルギーのある患者には他の消毒薬を使用する（0.025％塩化ベンザルコニウムなど）

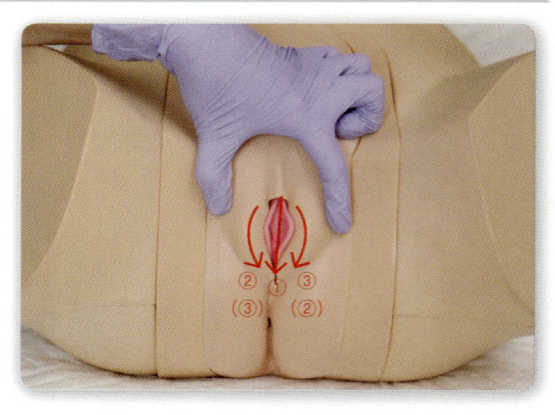

❸小陰唇の中央，左，右を「上から下」に向かって，消毒綿球を1個ずつ使って消毒する
❹消毒が終わったら鑷子も廃棄する

注意 小陰唇の消毒は「上から下に」が原則
- 消毒は「上から下に」が原則
  - **根拠** 液体は高いところから低いところへ流れる．下から上に消毒すると，消毒済みの部分に消毒薬が流れ落ち，不潔にしてしまう．
- 消毒綿球は往復させない
- 消毒開始後は小陰唇をしっかりと開いたまま保持する
  - **根拠** 感染防止．閉じてしまうと，未消毒の部分が消毒済みの部分に触れて不潔にしてしまう可能性がある．

必修 消毒綿球は1回ごとにゴミ袋に廃棄する
- 綿球は1個ずつ使用し，1個ずつ廃棄する
- 鑷子は清潔（無菌）操作で使用する（周囲に触れない）

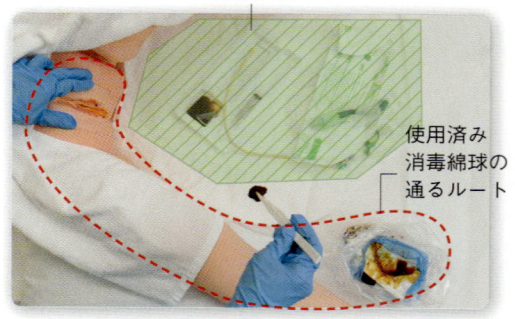

清潔区域
使用済み消毒綿球の通るルート
使用済み消毒綿球を清潔区域の上を通さないこと

7 カテーテルの挿入 2-3

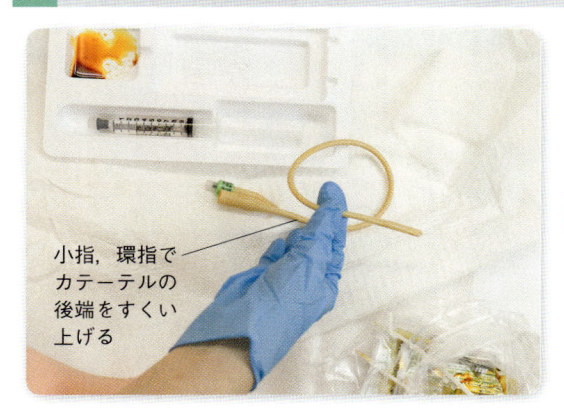

小指，環指でカテーテルの後端をすくい上げる

❶ カテーテルの先端が周囲に触れないようにしながら，カテーテルの後端を小指と環指ですくいあげて握る

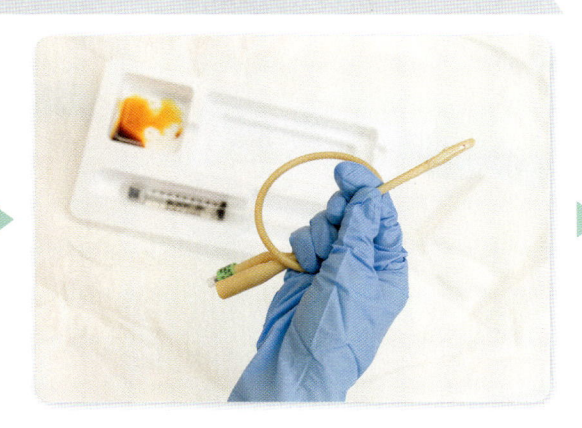

❷ カテーテルを持つ

> 💡 **コツ** カテーテルは丸めて持つ 2-4
>
> 　カテーテルは利き手のみで扱わなければならない．さらに，カテーテルの先端から後端までを清潔に保つ必要があるため，カテーテルを丸めて持つとよい．
> 　またそうすることで，カテーテル後端を尿器へ挿入しやすい．

一時的導尿（女性）

7 カテーテルの挿入（つづき）

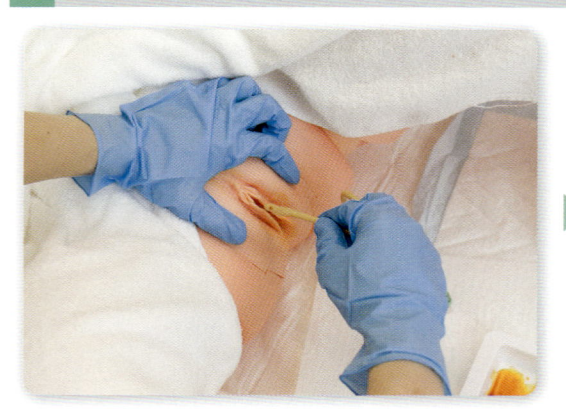

❸ カテーテルの先端約 2 cm のところを持つ
❹ 外尿道口を再確認し，患者に口で深呼吸するよう声をかける
　根拠 深呼吸をすることにより，尿道括約筋の緊張が緩み，カテーテルが挿入しやすくなる

> 💡 **手元が暗い場合は懐中電灯で照らして確認する**
> 手袋を装着する前に，あらかじめ足元から陰部に向かって懐中電灯で照らしておく．

> 💡 **外尿道口の位置を見極める**
> ▶ 消毒しながら，改めて外尿道口の位置を見極める．女性の導尿で最も難しいのは正しい外尿道口を見極めることである（腟と間違えたり，外尿道口のようなくぼみがある場合がある）．
> ▶ 小陰唇をしっかりと開いて観察することと，解剖学をふまえた尿道口の位置を確認することが必要である．

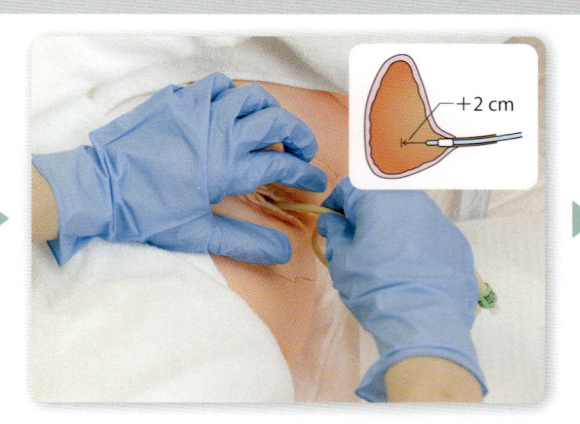

❺ カテーテルを送るように，4～6 cm くらいを挿入する
　根拠 女性の尿道は 3～4 cm であり，挿入の長さの目安はそこからさらに＋2 cm である

ポイント
▶ 尿の流出がない場合，腟への挿入の可能性を考え，患者に謝罪したうえで，新しいカテーテルを再度挿入する

> ⚠️ **カテーテルを挿入する手（利き手）は清潔を保つ**
> カテーテルを挿入する指の先が陰部に触れると，手が不潔になるので，決して触れないよう注意しながら挿入する．
> **根拠** 感染防止

> ⚠️ **尿道以外に触れたカテーテルは交換**
> 誤って尿道以外（腟）に入れたり，挿入前に清潔区域以外に触れてしまったカテーテルは不潔となるので，新しいものに交換する．

> 💡 **カテーテルは尿道の走行に沿い，やや下向きに挿入する**

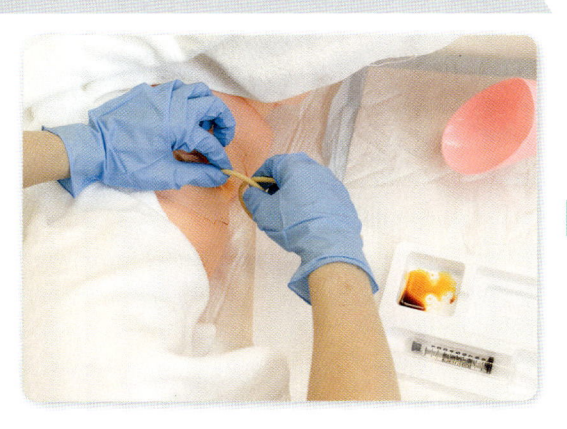

2 一時的導尿ができる

8 排尿を促す

❻小陰唇を開いていた方の手を離し，カテーテルの外尿道口付近を持って抜けないよう固定する
❼同時にカテーテルの後端を尿器に入れる

ポイント
▶カテーテルが挿入されるまでは，カテーテルを清潔に保つことが重要である
▶カテーテルが挿入されたら，今度はカテーテルが抜けないように保持することが大切である

> **注意 ショックに注意**
> ▶膀胱内に尿が1,000 mL以上たまっている場合，急速に排泄させると腹圧の急激な減少によりショックを起こすことがあるので注意する．
> **根拠** 迷走神経反射による血圧低下

> **注意 挿入口より低い位置で尿器に入れる**
> 介助者はカテーテルの後端を挿入口より低い位置で尿器に入れる．
> **根拠** 高い位置で入れるといったんカテーテル内を通った尿が尿路に戻り，逆行性感染を起こすリスクがある

「普通にお小水を出していただいてもよいですよ」

尿や尿器に触れない

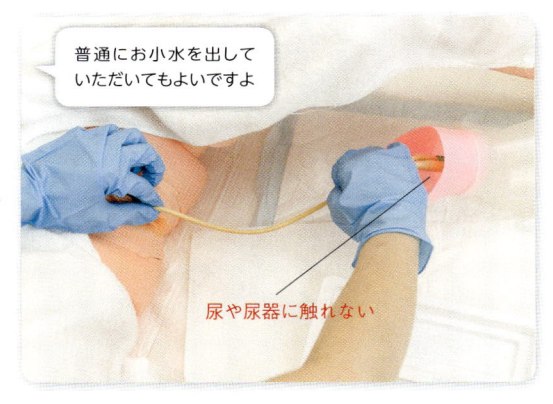

❶カテーテルの後端を尿や尿器に触れないように保つ
❷患者に自然排尿を促す

ポイント
▶自然排尿を意識してもらうことで，内尿道括約筋を収縮し，外尿道括約筋を弛緩させて排尿をスムーズにする

> **注意 カテーテルの後端は尿や尿器に触れない**
> **根拠** 感染防止 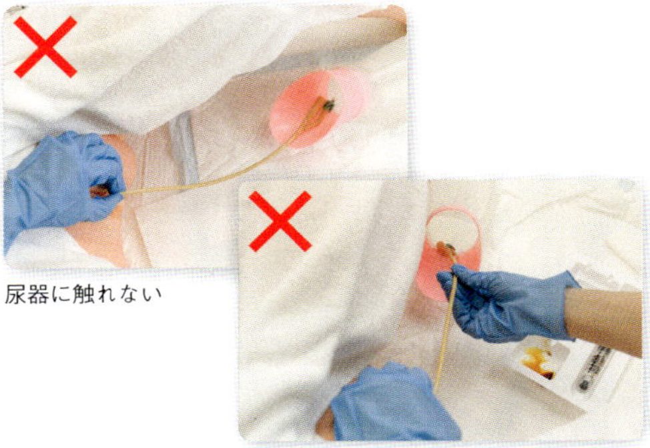
>
> ✕ 尿器に触れない
> ✕ 尿に触れない

一時的導尿（女性）

一時的導尿（女性）

8 排尿を促す（つづき）

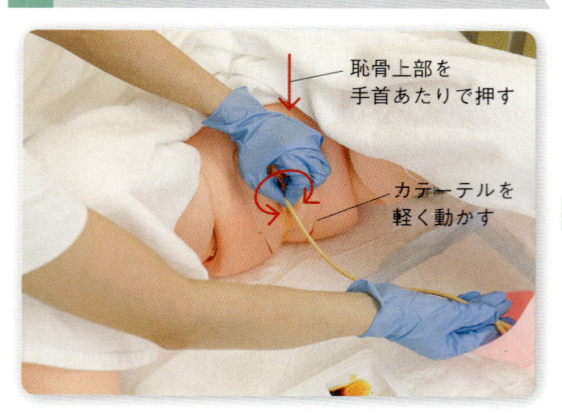

恥骨上部を手首あたりで押す
カテーテルを軽く動かす

❸尿が出なくなったら，恥骨上部を押したり，腹圧をかけてもらい，カテーテルを軽く動かし尿を完全に出す

ポイント

▶尿が出ない場合は，カテーテルの挿入角度を変えてみる
　根拠 カテーテルの先が膀胱壁に当たることで，尿の流出が止まっている可能性がある
▶下腹部が軽くへこむ程度の力で押す
▶尿意や残尿感の有無を確認する（例：「お小水がまだ残っている感じはありますか？」）

> **注意** カテーテルが途中で抜けないよう注意する

> **注意** 一旦抜いたカテーテルを再び中に挿入しない
>
> 外尿道口より外に出た部分は不潔になった可能性があるため，カテーテルをピストンのように動かさない．
> **根拠** 逆行性感染のリスクがある

> **コツ** 排尿を促すカテーテルの動かし方
>
> ▶カテーテルを持っている部分を左右に軽く動かしたり，回してみる（そうすることでカテーテルの先端が少し動く）．
> ▶激しく動かさないこと（不快感を与える）．
> ▶カテーテルを押し込んだりしないこと（不潔）．

9 カテーテルの抜去

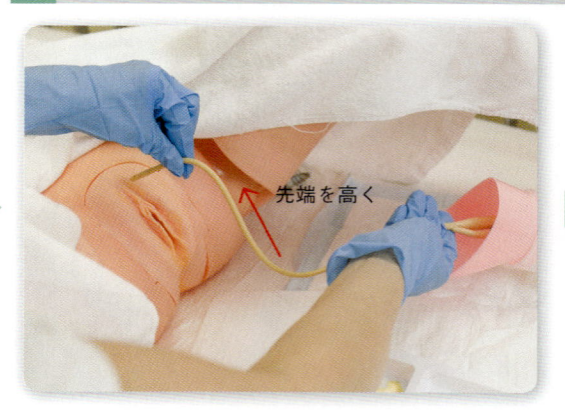

先端を高く

❶外尿道口付近を持っていた手でカテーテルをゆっくり抜く
　根拠 ゆっくり抜くことで，膀胱出口付近に溜まっている尿をしっかりと排出することができる

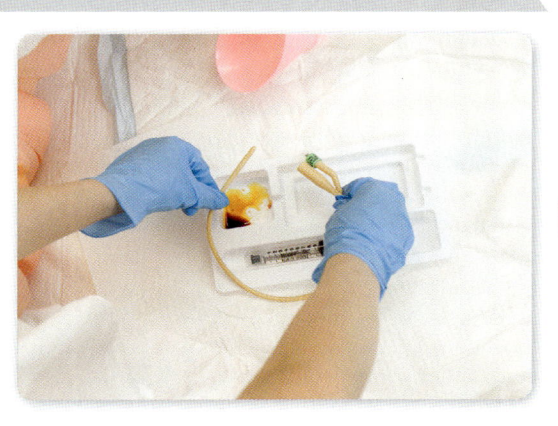

2 一時的導尿ができる

10 清拭

❷カテーテルを丸めてトレイの中に入れる

ポイント
▶カテーテルを抜いた後は先端を高くして，カテーテル内にある尿がこぼれないようにするとよい
▶使用済みカテーテルがリネン類を汚染しないように，トレイの上に置く

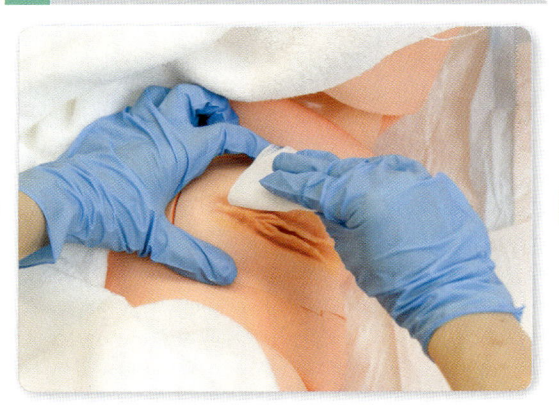

❶陰部に付着した潤滑剤などをガーゼで拭き，乾燥させる
- 根拠 薬剤や湿潤によるかぶれを防ぐ
- 根拠 患者の不快感を解消する

ポイント
▶上から下に向かって拭き，同じ面で二度拭かない
- 根拠 尿道は無菌状態なのでなるべく外尿道口付近を清潔に保つ．逆行性感染防止

一時的導尿（女性）

一時的導尿（女性）

11 後片づけ，記録

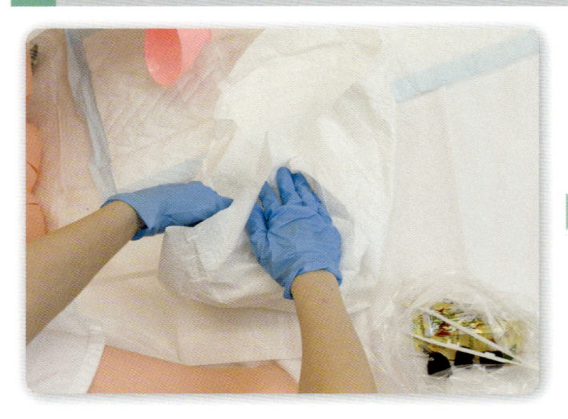

❶物品をベッドから取り除く
❷滅菌手袋を外し，手指衛生を行う
❸ディスポーザブル手袋を装着する
❹患者の寝衣を整える
❺ベッドの高さを元の高さまで上げ，ベッド柵を設置する
　根拠 転落防止
❻患者に終了したことを説明する

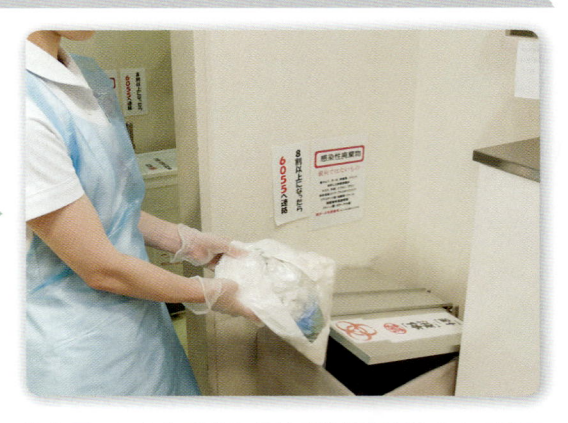

❼カテーテルや手袋などは感染性廃棄物として所定の場所へ廃棄する
❽尿は量や性状を観察したあと，尿器を専用の洗浄機に尿ごと入れて洗浄・消毒する
❾手袋を外し，手指衛生を行う
❿記録する

ポイント
▶退室時はナースコールを患者の手の届くところに置く
▶尿器を運ぶ際はカバーをかける
▶記録のポイント
　□実施日時
　□尿量
　□尿の性状（混濁尿，血尿，乳び尿，ミオグロビン尿，ビリルビン尿，濃縮尿，膿尿など☞p6）
　□浮遊物の有無
　□におい
　□患者の状態
　□カテーテルの種類，サイズ

必修 まとめたゴミや尿器はワゴンの下段に
まとめたゴミや尿器はワゴンの下段に置く．
根拠 ゾーニング（☞p37）

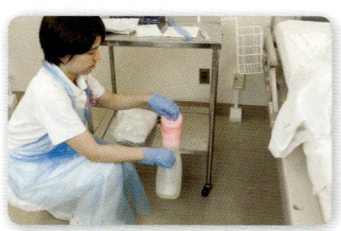

尿器は蓋をする

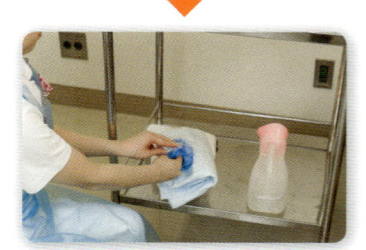

手袋も感染性廃棄物

必修 尿器は1回使用するたびに洗浄する
尿器は1回使用するたびに専用洗浄機で洗浄・消毒する

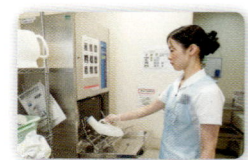

一時的導尿（男性）

1 準備，患者説明は女性の場合と同じ（ p52～53）

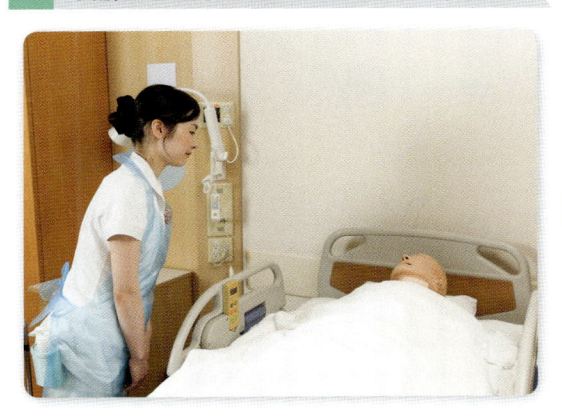

※ここでは「意識清明な患者」を前提に解説する
❶事前にアレルギー（ヨード，ラテックス）の有無を確認しておく
❷患者に一時的導尿の必要性を説明する
❸必要物品をベッドサイドに用意する
❹ベッド上やベッドサイドを整理し，作業しやすい高さまでベッドの高さを調整する
　根拠 作業野が見やすい
　根拠 看護師（実施者）の腰痛予防
❺患者の右側（左側）に立つ
❻手指衛生を行い，手袋とエプロンを装着する
　根拠 患者・看護師間の感染防止

2 体位・体勢を整える

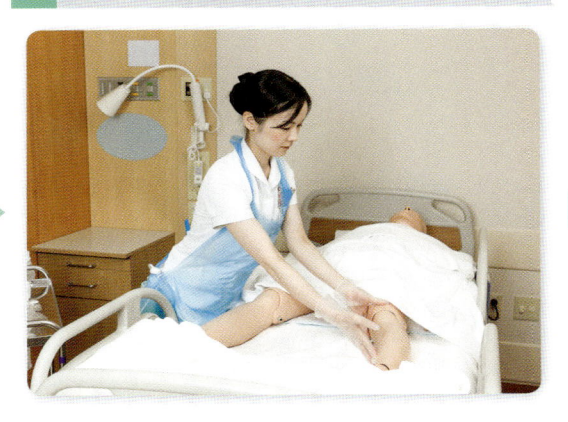

❶寝具をめくり，たたんで足元に置く
❷バスタオルを腰の上に掛け，寝衣（ズボン），下着を取る
❸腰の下に吸水シーツを敷く
❹仰臥位で膝を伸ばしてもらう

ポイント
▶女性の場合と異なり，下肢は伸ばしたまま肩幅程度に開く
▶吸水シーツを敷く際，患者が動けるようなら腰を上げてもらう

一時的導尿（男性）

2 体位・体勢を整える（つづき）

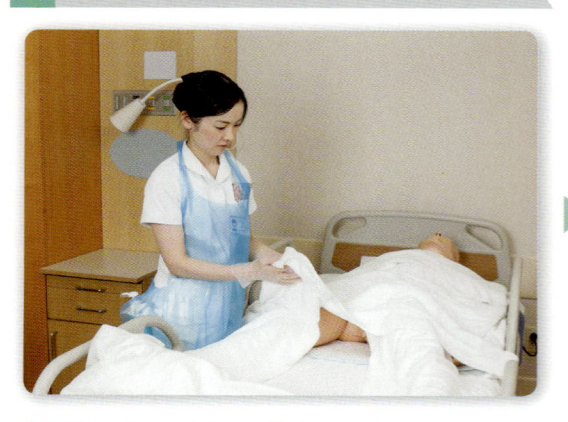

❺下肢をバスタオルで覆う（☞ p10）
❻手袋を外し，手指衛生を行う

ポイント
▶羞恥心に配慮する

> **男性の場合の配慮と安全確保**
>
> ▶挿入手技の難しさ
> 女性に比べてカテーテルの挿入が難しい．安全に行うためにも，不慣れなうちは2名で行うことを勧める．
>
> ▶羞恥心に配慮する
> 患者の羞恥心や勃起による挿入困難を回避するために，特に若い患者では男性看護師あるいは男性医師が行うなどの配慮が必要である．

3 カテーテル挿入キットの開封

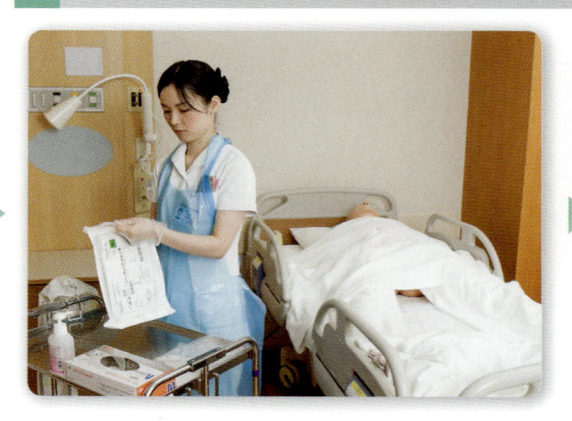

❶ワゴン上でトレイを袋から取り出す

※これ以降の場面では，手順を見やすくするため下肢を覆ったバスタオルは除去している

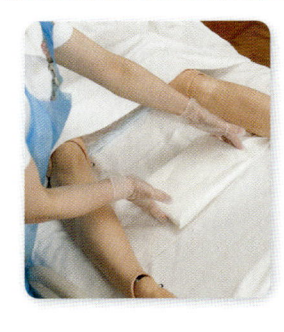

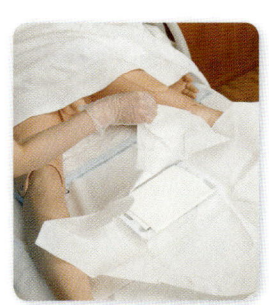

❷包装シートに包んだまま，トレイを患者の脚の間に置き，そこで包みを開ける（ p12）

根拠 開封後に移動することでシート内や物品が不潔になるリスクがある

ポイント

▶トレイの中の滅菌された物品に触れないよう，包装シートの端の折り返し部分を持って開ける

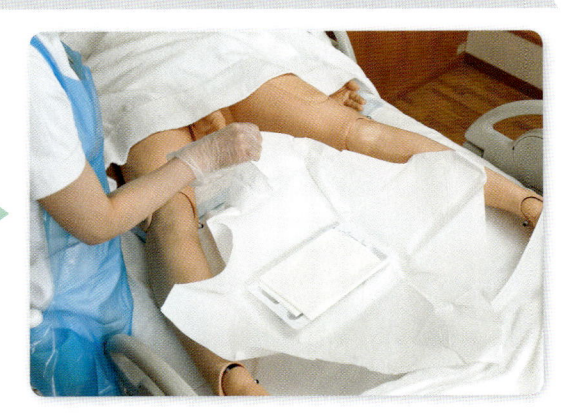

❸セットの中の防水シートを他の部分に触れないように取り出し，殿部の下に敷く
❹ゴミ袋は手前側の患者の足元に置く
❺患者の股の間に吸水シーツを敷き，陰部の近く（看護師から見て向こう側の足の付け根の近く）に尿器を置く

ポイント

▶滅菌手袋の装着後は，滅菌物品以外に直接触れられなくなるため，事前にゴミ袋や尿器を使いやすい場所に用意しておく

清潔区域の確認

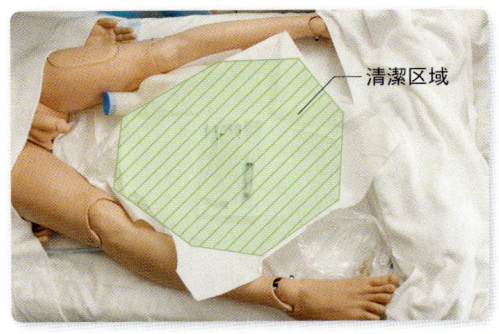

清潔区域

シートの四隅は開封時に手で触れているので不潔

一時的導尿（男性）

4 滅菌手袋の装着

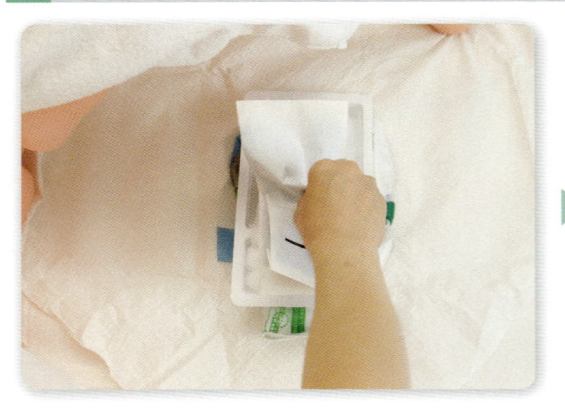

❶手指衛生を行う
❷他の物品に触れないように，トレイから滅菌手袋を取り出し，ワゴン上に置く

コツ　滅菌手袋の包み紙の真ん中あたりをつまみ上げる
トレイから取り出す際は，滅菌手袋の包み紙の真ん中あたりをつまみ上げるとよい
根拠 素手で他の滅菌済み物品に触れ，不潔にするリスクを少なくするため

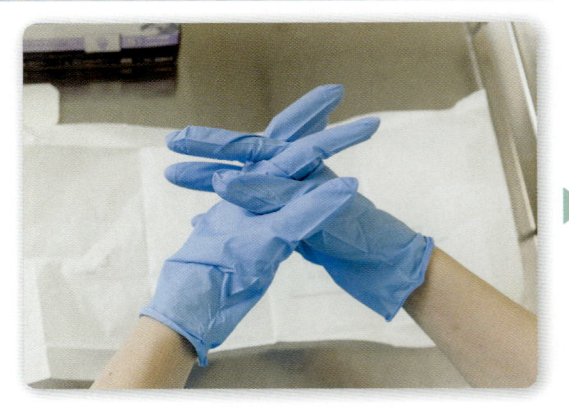

❸ワゴン上で滅菌手袋を開封する
❹左の手袋を装着する（利き手が右手の場合）
❺右の手袋を装着し，折り返し部分を伸ばす
❻左手の折り返し部分を伸ばす
❼両手の指を組んで手袋をフィットさせ，たるみや指先の余りなどを解消する
（☞ p13〜16）

注意　折り返し部分を伸ばすとき，滅菌手袋の清潔区域が不潔区域に触れないよう注意する
根拠 感染防止

コツ　手を視界から外さない
滅菌手袋を装着した後は，手をなるべく視界から外さないようにする．見ていないと，気づかないうちに周囲に触れてしまうことがある．

5 トレイ内の物品の準備

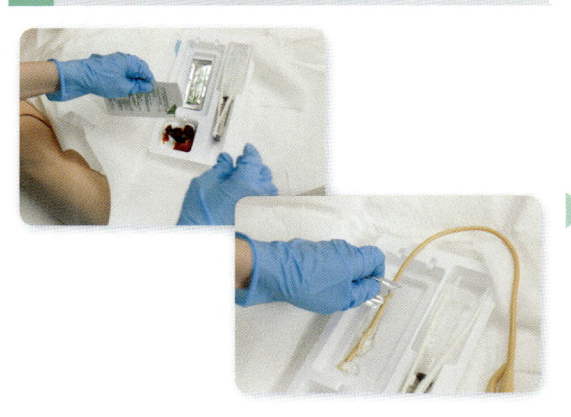

❶ 清潔区域と不潔区域を区別する（☞p56）
❷ 綿球に消毒薬（10％ポビドンヨード液）を注ぎ，消毒綿球をつくる
❸ トレイに潤滑剤を絞り出し，カテーテル全体にまんべんなく塗布する

根拠 女性の尿道が3～4cmであるのに対して，男性の尿道は16～20cmである（☞p70），挿入するカテーテルの長さは尿道の長さ＋2cmで，大体，カテーテルの根元近くまで挿入することになるので，潤滑剤は全体に塗布する

ポイント
▶清潔（無菌）操作を行いやすいように各物品を配置する

必修 男性の尿道

尿道の長さ：16～20cm
①海綿体部の長さ：11～15cm
②隔膜部の長さ：1～2cm
③前立腺部の長さ：3～3.5cm

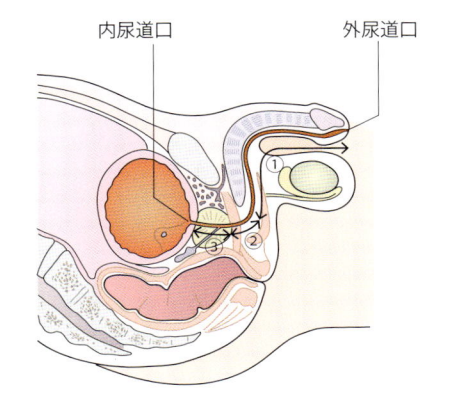

6 消毒

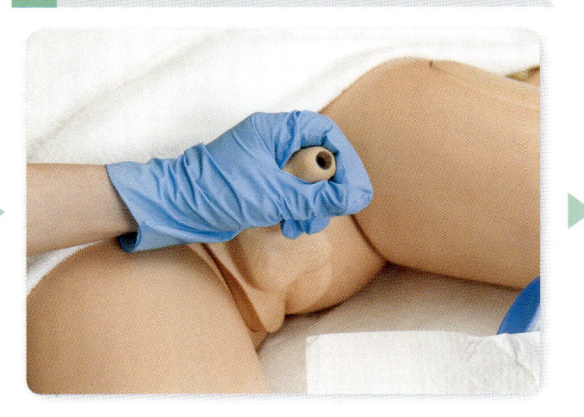

❶ 利き手でない方（ここでは左手）の母指と示指で陰茎を持って亀頭部を露出させ，しっかり外尿道口を開く（このときから，この手は消毒していない陰部に触れるため「不潔」となる）

必修 包皮を翻転させて外尿道口を開く

陰茎の包皮をしっかり翻転させて，外尿道口を開くことが重要である．
根拠 未消毒の部位が消毒済みの部位に触れるのを防ぐ
根拠 外尿道口がよく見えて挿入しやすくなる

注意 処置終了後，包皮は必ず戻す

包茎の場合は導尿後に包皮を必ず元に戻す．包皮を戻さなかった場合，翻転した包皮の位置で圧力が増し，陰茎の血流が妨げられて，陰茎組織が壊死する危険がある．包皮が元に戻らない場合は速やかに医師に報告する．

必修 カテーテルを操作する利き手は周囲に触れず必ず無菌を保つ

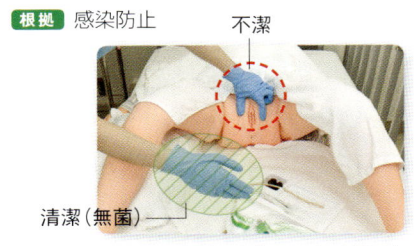

根拠 感染防止

※この写真は女性のモデル人形です

一時的導尿（男性）

6 消毒（つづき）

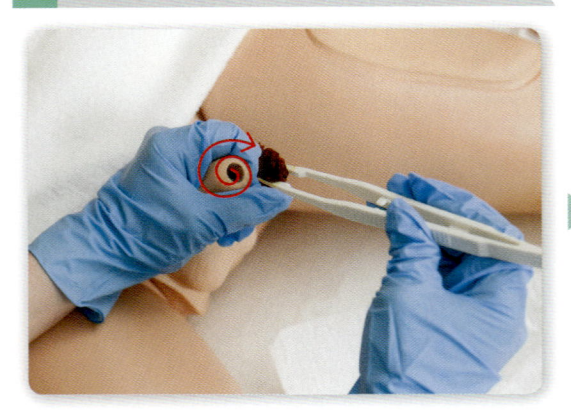

❷利き手で鑷子を持ち，消毒綿球をはさみ，外尿道口を中心から外側に向かって，円を描くように消毒する

ポイント
▶亀頭，包皮あたりまでを広範囲に，3回消毒する
▶消毒綿球は，消毒液が垂れないよう，トレイ内で鑷子を使って少し絞る
▶包皮を翻転させた手はしっかりと固定し，外尿道口を開いたまま保つ．途中で未消毒の部分が消毒した外尿道口に触れて不潔にならないよう注意する
▶綿球は1回の消毒ごとにゴミ袋に廃棄し，反復使用はしない
▶使用済みの綿球から垂れた消毒薬で清潔区域を不潔にしないよう，使用済み綿球は清潔区域の外を通してゴミ袋に廃棄する（☞p20）

7 カテーテルの挿入 2-5 2-6

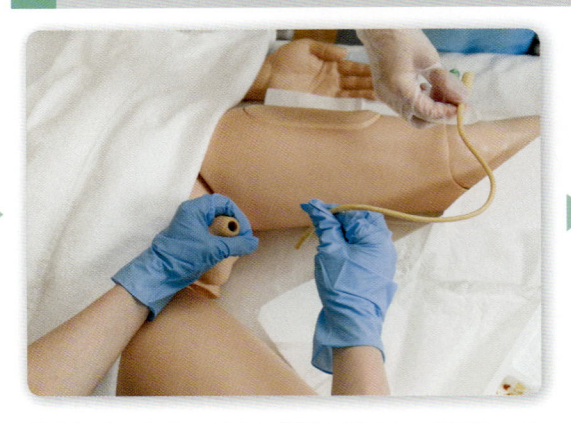

❶介助者にカテーテルの後端を手渡し，保持してもらうよう指示する

ポイント
▶介助者の手袋と実施者の滅菌手袋が触れないよう注意して，清潔区域の外で渡す
　根拠 介助者の手が清潔区域に入らないように

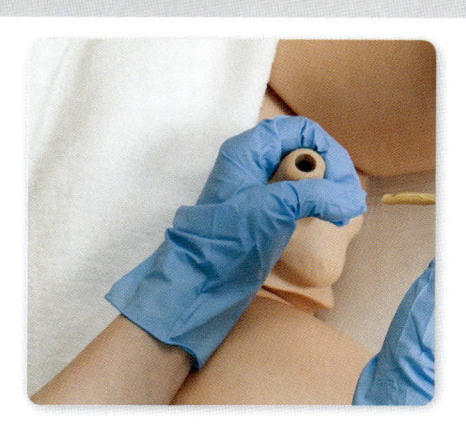

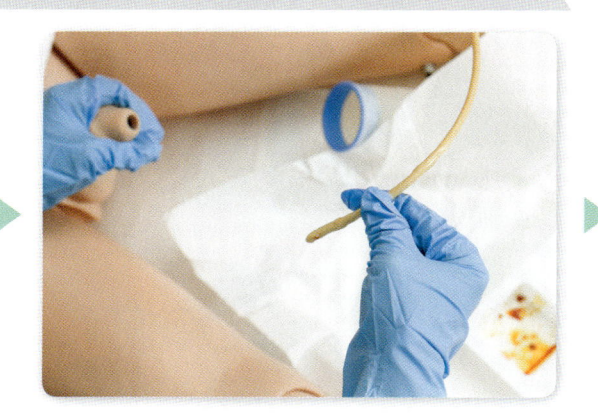

2 一時的導尿ができる

一時的導尿（男性）

❷陰茎を持ち上げて（90度目安），外尿道口と尿道がまっすぐになるようにする

ポイント
▶患者に口でゆっくり呼吸をし，リラックスするよう声をかける

❸カテーテルの先端から4～5cmのところを母指と示指で持つ

根拠 男性の尿道は女性に比べて長く，挿入後もカテーテルを押し進める必要があるため

カテーテル挿入時の泌尿器内部の様子（男性） 2-7

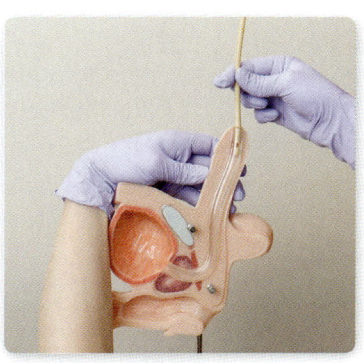

挿入時は陰茎を90度に立てる

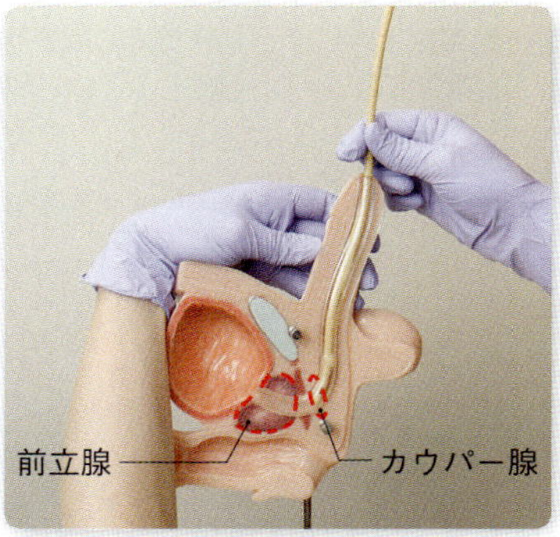

前立腺　　カウパー腺

カウパー腺から前立腺を通過するとき難しい（抵抗あり）

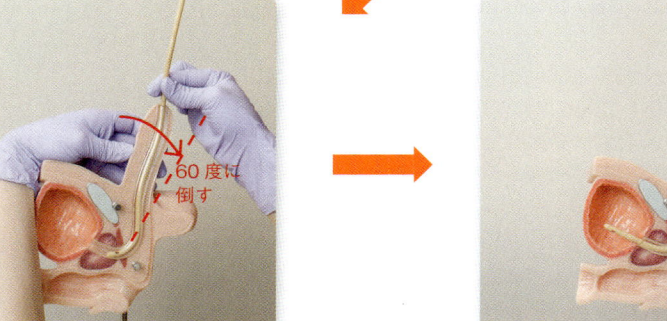

尿道をできるだけまっすぐにするために陰茎を60度に倒す

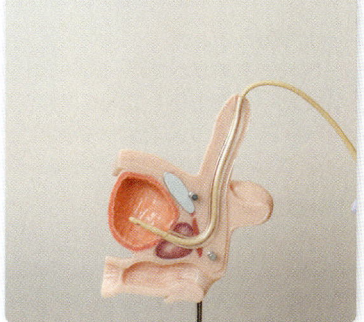

膀胱内に挿入されたところ

一時的導尿（男性）

7 カテーテルの挿入（つづき）

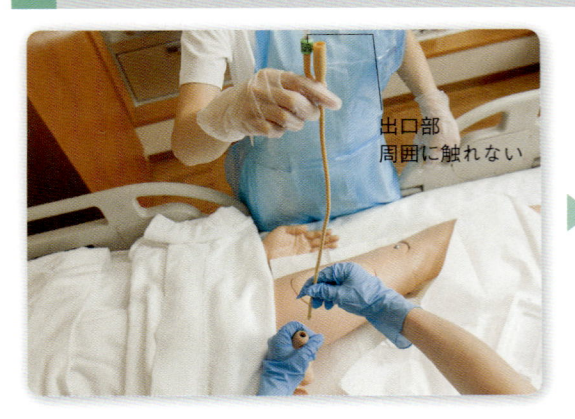

出口部周囲に触れない

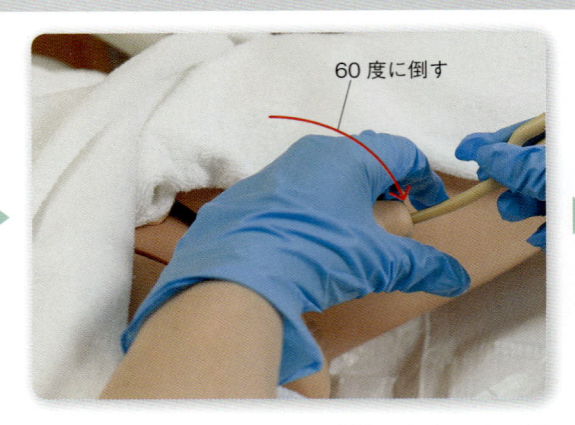

60度に倒す

❹介助者はカテーテル後端の衛生を保ちながら，挿入しやすいように把持する
- 根拠 カテーテルがまっすぐになっている方が挿入しやすい

❺カテーテルを15cmくらい挿入したところで（抵抗を感じたら），陰茎を傾ける（60度目安）．少し痛みを感じる箇所であるため，患者に声をかける

❻さらに＋5cmほどカテーテルを進める
- 根拠 カウパー腺から内尿道口までの長さは3〜4cmであり，挿入の目安はそこから＋2cmである

> **注意 挿入できなかったら医師に交代する**
> カテーテル挿入ができなかった場合は，医師に実施してもらう．尿路は粘膜であるため傷つきやすく，直接見えないためカテーテル挿入時に損傷するリスクが高い．場合によっては医師による内視鏡下での挿入となる．

> **注意 尿道損傷に注意**
> 尿路狭窄や前立腺肥大などで挿入が困難な場合は，無理に挿入しようとすると尿道損傷を起こすことがあるので，医師に相談する．

コツ スムーズに挿入するために

▶挿入開始時
- ▷潤滑剤を十分に塗布する．
- ▷外尿道口をしっかり開く．
- ▷しっかりと陰茎を保持し，90度で挿入する．

▶カテーテルを進めるとき
- ▷カテーテルの先端がカウパー腺から前立腺を通過するとき，陰茎を倒して（60度目安），足側に引っ張り気味にすると膀胱頸部まで尿道がまっすぐになり，挿入しやすくなる．

▶それでも困難なときには
- ▷カテーテルの種類やサイズが適切か検討する．
- ▷一度抜去し，新しいカテーテルに潤滑剤をしっかりとつけ，挿入し直す．
- ▷抵抗があるときは決して無理をせず，泌尿器科医に相談する．

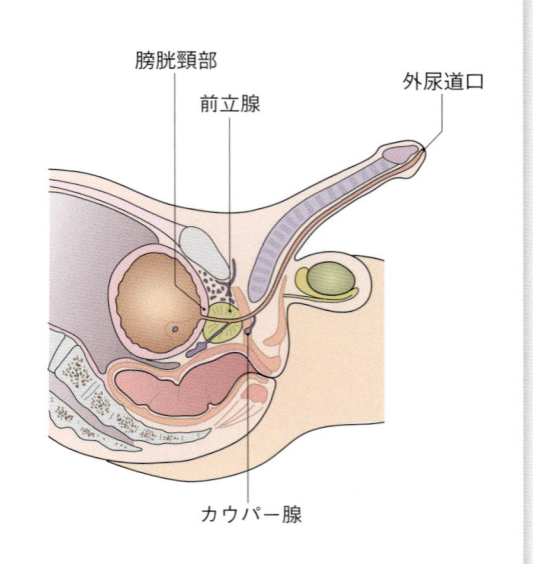

膀胱頸部　前立腺　外尿道口　カウパー腺

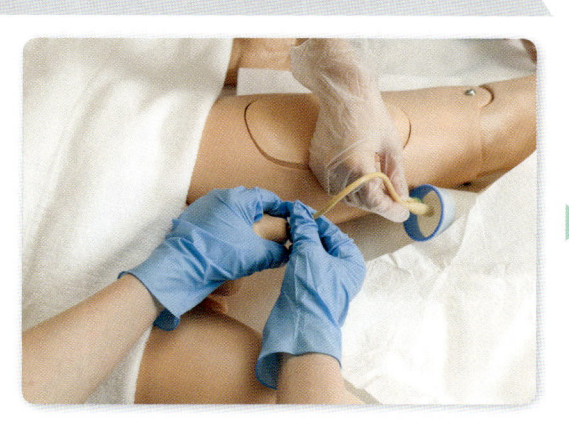

2 一時的導尿ができる

8 排尿を促す

❼カテーテルが膀胱へ挿入される頃，介助者はカテーテル後端を尿器に入れる

ポイント
▶介助者は，尿の流出に備えて，カテーテルが16〜20 cm入ったころ，後端を尿器に入れる

> **注意　挿入口より低い位置で尿器に入れる**
>
> 介助者はカテーテルの後端を挿入口より低い位置で尿器に入れる．
> **根拠** 高い位置で入れるといったんカテーテル内を通った尿が尿路に戻り，逆行性感染を起こすリスクがある

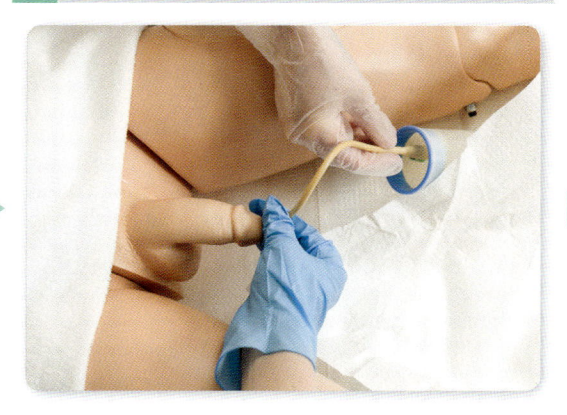

❶カテーテルの後端から尿が出たら，その位置でカテーテルを保持し，患者に自然排尿を促す

ポイント
▶自然排尿を意識してもらうことで，内尿道括約筋が収縮し，外尿道括約筋を弛緩させて排尿をスムーズにする

> **注意　カテーテルの後端は尿や尿器に触れない**
>
> 介助者は，カテーテルの後端を尿や尿器に触れないように持つ．
> **根拠** 逆行性感染防止

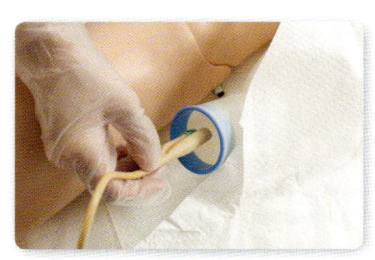

後端を尿や尿器に触れないように持つ

一時的導尿（男性）

一時的導尿（男性）

8 排尿を促す（つづき）

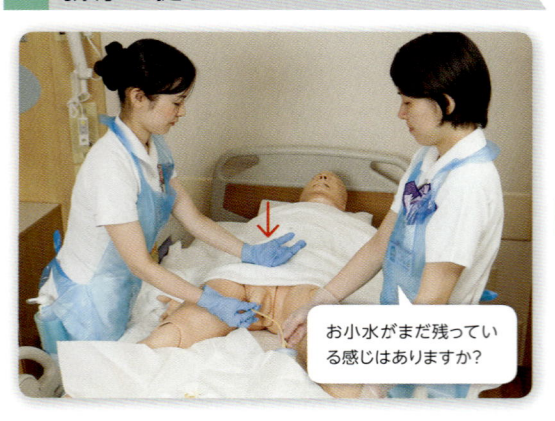

お小水がまだ残っている感じはありますか？

❷尿が出なくなったら，恥骨上部を押したり，腹圧をかけてもらい，カテーテルを少しずつ引いて尿を完全に出す

ポイント
▶利き手ではない方の手の甲で恥骨上部を下腹部が軽くへこむ程度の力で押す
▶男性の場合，カテーテルの先を外から動かすことは難しいため，カテーテルを少しずつ引く（決して押し戻さない）
　根拠　カテーテルの先が膀胱壁に当たることで，尿の流出が止まっている可能性がある
▶尿意や残尿感の有無を確認する（例：「お小水がまだ残っている感じはありますか？」）

注意　カテーテルが途中で抜けないよう注意する

注意　一旦抜いたカテーテルを再び中に挿入しない
外尿道口より外に出た部分は不潔になった可能性があるため，カテーテルをピストンのように動かさない．
　根拠　逆行性感染のリスクがある

9 カテーテルの抜去

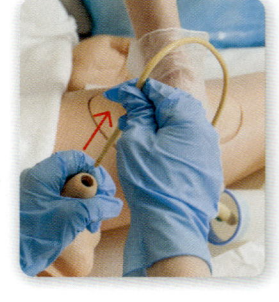

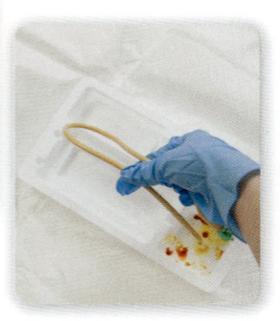

❶陰茎を再度把持し，立てるようにして（陰囊に対して90度目安）カテーテルをゆっくり抜く
❷カテーテルを丸めてトレイの中に入れる

ポイント
▶尿道からカテーテルを完全に抜いた後，カテーテル内の尿を尿器に流してからトレイに入れる
　根拠　カテーテルに残っていた尿によって周囲を汚染させない

コツ　陰茎を立てて抜く
▷男性の尿道はS状に屈曲（カウパー腺開口部）しているため，尿道をまっすぐにするためには陰茎を持ち上げた方が，挿入も抜去もスムーズにできる．
▷陰茎を陰囊に対して垂直にして抜去すると違和感（痛み）が少ない．

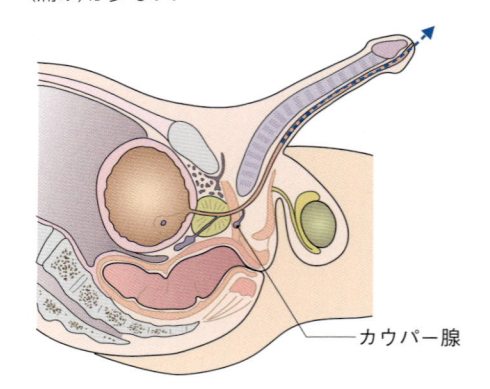

カウパー腺

10 清拭

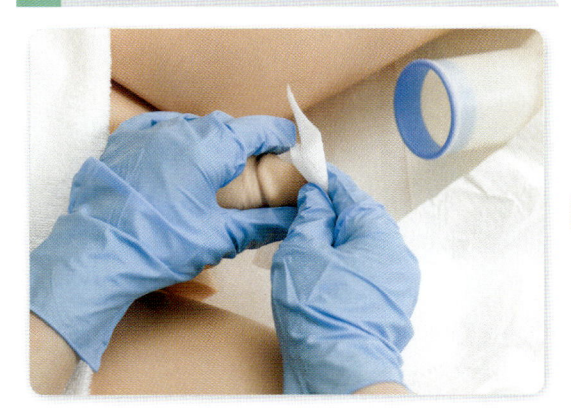

❶外尿道口付近に付着した潤滑剤などをガーゼで拭き，乾燥させる
- **根拠** 薬剤や湿潤によるかぶれを防ぐ
- **根拠** 患者の不快感の解消

ポイント
▶中央から外側に向かって拭き，同じ面で二度拭かない
- **根拠** 尿道は無菌状態なのでなるべく外尿道口付近を清潔に保つ．逆行性感染防止

> **注意 包皮を元に戻しておく**
> 包茎の場合は，この時点で包皮を元に戻しておく．
> **根拠** 包皮を戻さなかった場合，翻転した包皮の位置で圧力が増し，陰茎の血流が妨げられて陰茎組織が壊死する危険がある．包皮が元に戻らない場合は速やかに医師に報告する

11 後片づけ，記録

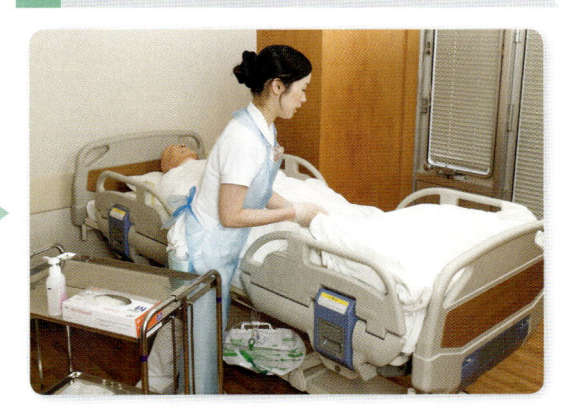

❶物品をベッドから取り除く
❷滅菌手袋を外し，手指衛生を行う
❸ディスポーザブル手袋を装着する
❹患者の寝衣を整える
❺ベッドの高さを元の高さまで上げ，ベッド柵を設置する
- **根拠** 転落防止

❻患者に終了したことを説明する

ポイント
▶使用した物品は廃棄しやすいようにゴミ袋にまとめ，ワゴンの下段に置く
- **根拠** ゾーニング（☞ p37）

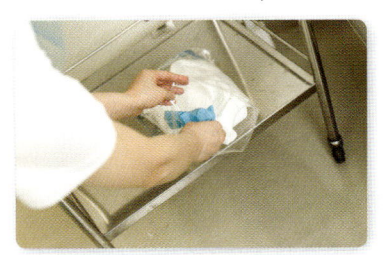

まとめたゴミ袋や尿器はワゴンの下段に

一時的導尿（男性）

一時的導尿（男性）

11 後片づけ，記録（つづき）

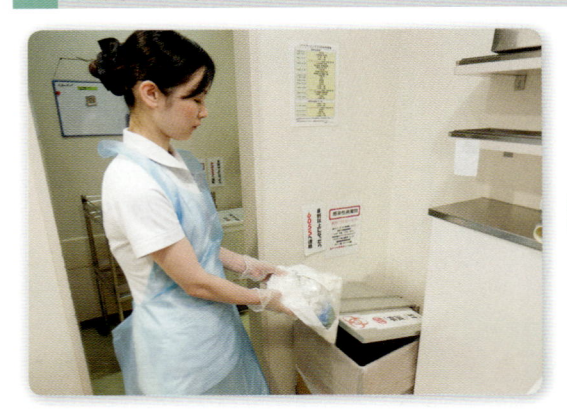

❼カテーテルや手袋などは感染性廃棄物として所定の場所へ廃棄する
❽尿は量，性状などを観察したあと，尿器を専用の洗浄機に尿ごと入れて洗浄・消毒する
❾手袋を外し，手指衛生を行う

必修 尿器は1回使用するたびに洗浄する

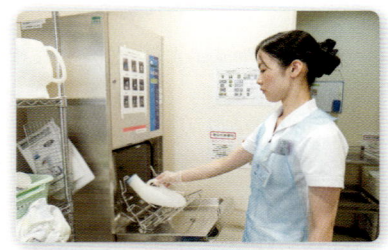

尿器は1回使用するたびに専用の洗浄機で洗浄・消毒する

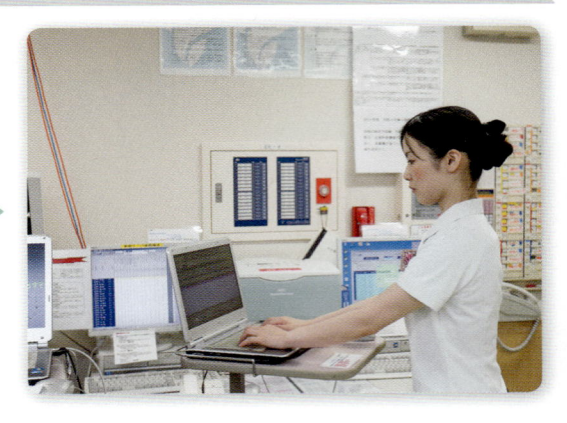

❿記録する

ポイント

▶退室時はナースコールを患者の手の届くところに置く
▶記録のポイント
☐実施日時
☐尿量
☐尿の性状（混濁尿，血尿，乳び尿，ミオグロビン尿，ビリルビン尿，濃縮尿，膿尿など p6）
☐浮遊物の有無
☐におい
☐患者の状態
☐カテーテルの種類，サイズ

浣腸・摘便

浣腸・摘便という技術は，
便を出すことができればよいというものではありません．
腹部の状態を観察し，どのようなケアを選択するか，適応かを含めて
アセスメントします．

ケアを実施するときには準備や確認，患者さんへの声かけ，
便や陰部周囲，全身の観察，
最終確認，報告，記録などすべてを統合して
浣腸・摘便という看護技術が成立します．

初めから一連の技術を通して習得するのは難しいので，
まずはパーツに分け，一つひとつの動作・作業の根拠や意味，知識を
しっかり確認しながら小分けに習得していきましょう．
難しいところは取り出して反復練習することが効果的です．

最後に，一連の流れを先輩に見てもらい評価を受けて，
技術と自信を確実なものにしましょう．

下部消化管の解剖と機能

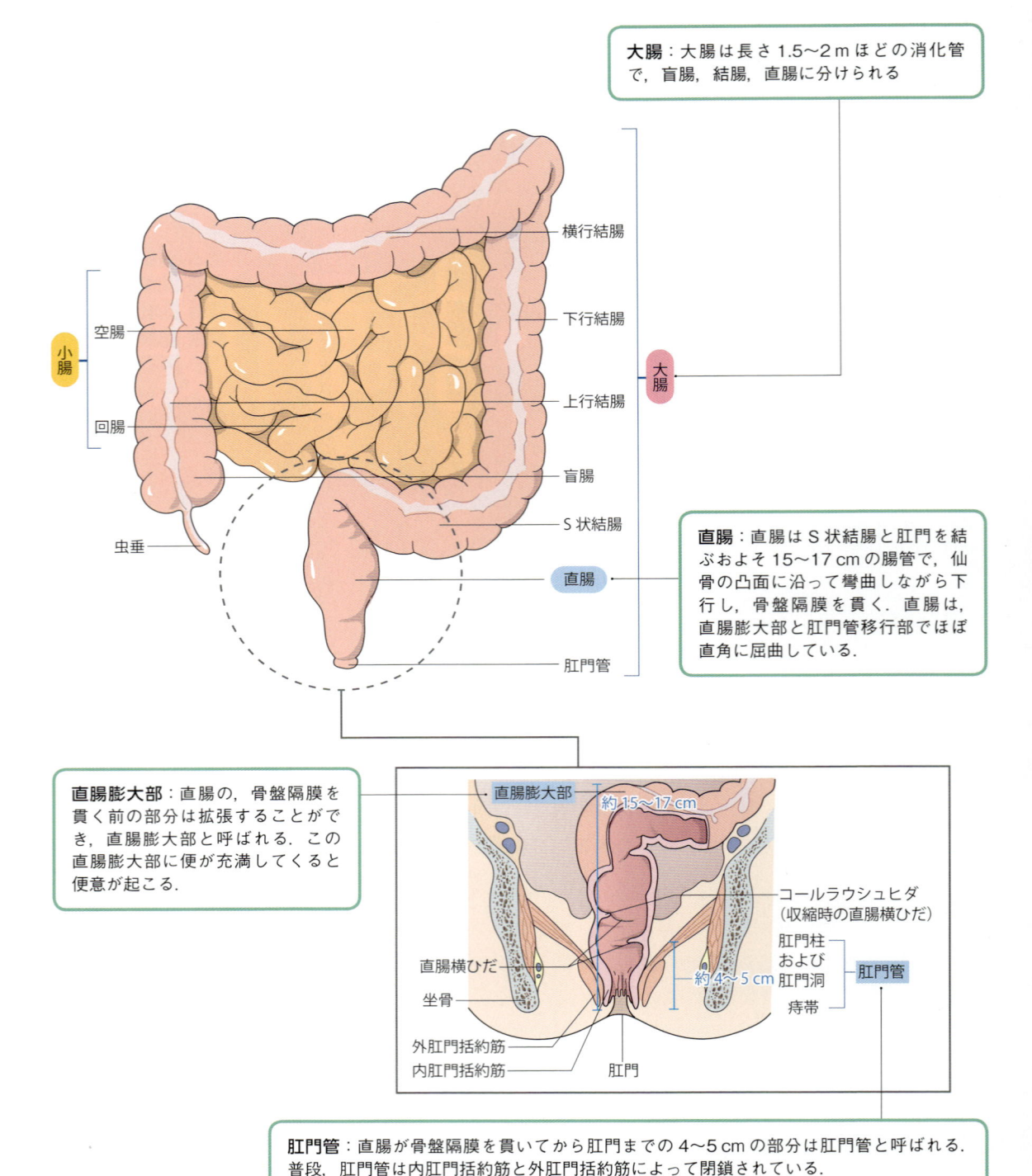

大腸：大腸は長さ 1.5〜2 m ほどの消化管で，盲腸，結腸，直腸に分けられる

小腸
- 空腸
- 回腸

大腸
- 横行結腸
- 下行結腸
- 上行結腸
- 盲腸
- S 状結腸
- 直腸
- 肛門管

虫垂

直腸：直腸は S 状結腸と肛門を結ぶおよそ 15〜17 cm の腸管で，仙骨の凸面に沿って彎曲しながら下行し，骨盤隔膜を貫く．直腸は，直腸膨大部と肛門管移行部でほぼ直角に屈曲している．

直腸膨大部：直腸の，骨盤隔膜を貫く前の部分は拡張することができ，直腸膨大部と呼ばれる．この直腸膨大部に便が充満してくると便意が起こる．

直腸膨大部　約 15〜17 cm
コールラウシュヒダ（収縮時の直腸横ひだ）
肛門柱および肛門洞
痔帯
肛門管
直腸横ひだ
坐骨
約 4〜5 cm
外肛門括約筋
内肛門括約筋
肛門

肛門管：直腸が骨盤隔膜を貫いてから肛門までの 4〜5 cm の部分は肛門管と呼ばれる．普段，肛門管は内肛門括約筋と外肛門括約筋によって閉鎖されている．

▶図 6　下部消化管の解剖

排便のしくみ

①**便の形成**：食物は，口から摂取されたのち消化され，小腸でほとんどの栄養素や水分が吸収される．その食物残渣が大腸に運ばれ，残りの水分などが吸収されて，固形の便を形成する．

②**胃・結腸反射**：食事を摂ると，横行結腸からS状結腸にかけて急激に，かなり強い蠕動運動が起こってくる（＝胃・結腸反射）．この運動によって，S状結腸にあった便が直腸へ押しやられる（朝食後に起こる人が多い）．

③**排便反射**：直腸が便によって満たされ，直腸内圧が40～50 mmHgになると，直腸壁に分布している骨盤神経を介して，興奮が脊髄および大脳へ伝えられ，便意を催す．

④**内肛門括約筋の弛緩**：反射的に直腸の蠕動，内肛門括約筋の弛緩が起き，同時に腹壁の筋肉や横隔膜を収縮させて，腹圧を高める意識的ないきみを起こすことによって，便を体外に排泄する．

⑤**外肛門括約筋の弛緩**：直腸内圧が排便反射を起こすほど上昇していなくても，意思によって外肛門括約筋を弛緩させて排便しやすくしたり，逆に便意を感じても外肛門括約筋を意識的に収縮させて，排便を抑制することもできる．

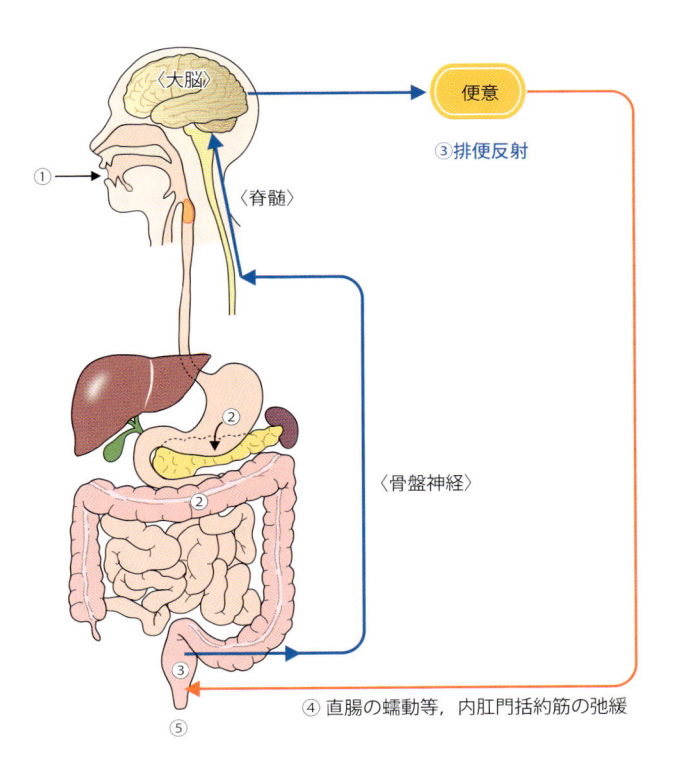

▶図7　排便のしくみ

便について知っておきたいこと

便の性質

- 成分：正常便は70〜85％が水分
- 量：成人の1回排便量は100〜250g
- 回数：1〜3回/日，3〜21回/週
- 固さ・形状：国際的に共通して使用されている「ブリストルスケール」を基準に表現する．3〜5が正常便で4が理想，1,2は硬すぎる便（便秘），6,7は軟らかすぎる便（下痢）とする．
- 色：正常は茶褐色
- におい：食品の影響を受け，正常な便でもある程度におう．腸内に長く留まるとさらに臭くなる．

ブリストルスケールと便の色によるアセスメント

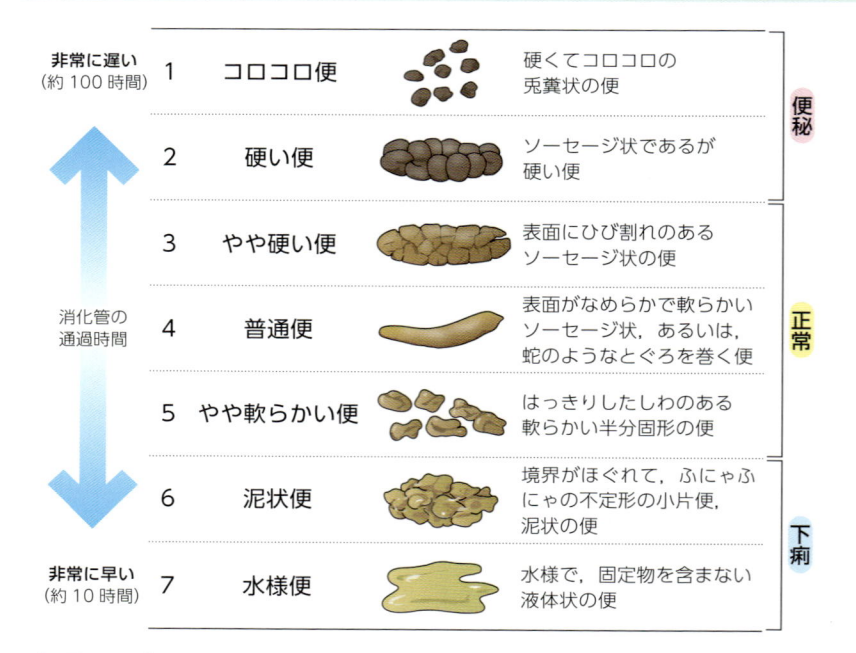

消化管の通過時間				判定
非常に遅い（約100時間）	1	コロコロ便	硬くてコロコロの兎糞状の便	便秘
↑	2	硬い便	ソーセージ状であるが硬い便	便秘
｜	3	やや硬い便	表面にひび割れのあるソーセージ状の便	正常
｜	4	普通便	表面がなめらかで軟らかいソーセージ状，あるいは，蛇のようなとぐろを巻く便	正常
｜	5	やや軟らかい便	はっきりしたしわのある軟らかい半分固形の便	正常
↓	6	泥状便	境界がほぐれて，ふにゃふにゃの不定形の小片便，泥状の便	下痢
非常に早い（約10時間）	7	水様便	水様で，固定物を含まない液体状の便	下痢

▶図8　ブリストルスケール

便秘時の対応
- 規則正しい排便習慣，リラックス法の指導
- 食事療法（十分な水分摂取，脂肪・食物繊維の多い食物を摂る）
- 腹部マッサージ，適度な全身運動，温罨法，メンタ湿布などによる腸蠕動の促進
- 薬物療法（整腸薬，緩下薬）
- 浣腸，摘便

下痢時の対応
- 心身の安静と保温（安静は機械的刺激を除去し蠕動運動を鎮静する．寒冷刺激は腸蠕動を刺激するため避ける）
- 食事療法（腸管を安静に保つ．脂肪・食物繊維の多い物や刺激物は避ける）
- 水・電解質の補給のための輸液療法（脱水に注意する）
- 薬物療法（整腸薬，止瀉薬）
- 肛門周囲の清潔保持

▶表3　便の色から考えられること

灰白色・粘土色	閉塞性の黄疸などで胆汁色素の胆汁中への排泄が低下
黄色	ビリルビンが還元されない（腸内滞在時間が短い）
黒色	鉄剤，吸着剤などの服用
黒色（タール便）	上部消化管の出血
赤色	下部消化管の出血，肛門に近いほど新鮮血

▷アセスメントの例：黒色系の便の場合は患者の内服薬を確認する（鉄剤などを服用していないか），胃・十二指腸潰瘍の既往歴がないか調べたり，胃痛の有無を確認したりする．

便秘とは

▶便秘とは，大腸内の便の通過が遅延したり，腸内に便が停滞したりして，排便が困難になっている状態をいう．通常，摂取した食物残渣は2～3日で便として排出されるが，それ以上滞った場合を便秘という．

▶表4　便秘の種類

種類		原因，起きている現象	原因
器質性便秘		腸管の通過障害が生じ，腸管内容物の肛門側への輸送が障害されることにより現れる症状	イレウス，大腸の腫瘍・瘢痕・癒着・炎症
機能性便秘	弛緩性便秘	大腸壁の筋肉の緊張低下や運動不足によって大腸内容物の通過が遅延することで現れる症状	①体質的に大腸の運動が低下の状態 ②低栄養，全身衰弱，ビタミンB_1欠乏，CaおよびKの欠乏，貧血 ③食物繊維・水分の不足 ④運動不足，腹圧の低下，排便に関与する腹筋の筋力低下 ⑤神経障害（糖尿病性神経障害，抗がん剤の副作用など） ⑥モルヒネなど麻薬（オピオイド）の副作用
	痙攣性便秘	横行結腸以下の結腸壁筋が痙攣性に収縮を起こすために，大腸内容物の通過が阻害されて直腸への移送が異常に遅れることで現れる症状．直腸内には小さな固い糞塊があるのみで，便はほとんどたまっていない	①精神的・心理的原因による自律神経不均衡 ②腸壁の炎症・潰瘍
	直腸性便秘	便意を感じなくなり，直腸に相当大量の糞塊が蓄積する	頻繁に排便をがまんすることで起こる

→「浣腸・摘便」の適応は，直腸性の便秘である．それ以外は食事や整腸薬，緩下薬，原因疾患の治療などが優先的に検討される

「便が出ない」に関わる疾患や症状 豆知識

- **高齢女性の直腸瘤**：出産や長年の便秘による過度の努責のために直腸と腟の壁が弱くなり，直腸が腟の方へこぶのように落ち込んで（とび出して）しまう．そこに便などが堆積することで残便につながる．
- **嵌入便による便失禁**：寝たきりや運動量の少ない人で，直腸に便が詰まって出せない時間が長く続くと，表面が溶けて泥状の軟便が少しずつ漏れてくる．下痢と誤り，止瀉薬が処方されるとかえって悪化させてしまう．
- **肛門狭窄**：裂肛（切れ痔）をくり返すことによって瘢痕化すると肛門が狭くなり，便が出にくくなる．
- **アニスムス**：排便時，緩まるべき肛門括約筋が緊張してしまう肛門機能障害で，パーキンソン病患者にみられる．
- **腸の癒着や狭窄**：大腸ポリープ，大腸癌，開腹手術後や腸管の炎症，子宮内膜症などの疾患が原因で腸の癒着や狭窄が起こることがある．
- **薬物の副作用**：モルヒネなど麻薬（オピオイド）による蠕動運動の抑制，肛門括約筋緊張の亢進．抗がん剤による末梢神経および自律神経障害から腸管の運動が抑制される．
- **神経系の障害**：大脳や脊髄などの障害により排便反射が障害される．また，便意を知覚できないこともある．
- **運動不足**：腸管への血液循環の減少，腸蠕動が低下する．

排便と血圧の関係

① 努責開始後の血圧は急激に上昇する．
② 努責を続けていると，上昇した血圧は次第に落ち着いてくる（脈圧は小さくなる）．
③ その結果，血圧の低下を防ぐため，反射的に血管収縮が起こり，もとの血圧に落ち着いていく．
④ 努責を中止し，深呼吸をした直後に血圧は急激に下降する．
⑤ その後，血圧は上昇しはじめ，脈圧も回復してくるが，反射的に起こった血管収縮は続くため，血圧は努責前より高めに維持される．

- 排便の努責による血圧の変動は急激であり，高齢者では，脳・心血管障害を起こすこともある．
- 摘便時に腹圧が上昇するため，血圧が急に上がることがある．
- 浣腸による直腸刺激によって血圧が変動することがある．
- 排便失神（状況失神）は，高齢者に起こることが多い．多量の排便によって迷走神経が刺激されて血圧低下が起こり，一時的に意識を失う．

排便に関するアセスメントの要点

▶全身状態(脱水,栄養状態)
▶精神状態(ストレス等)
▶腹部の状態(痛みの有無/腹部膨満・圧迫痛の有無/便塊が触れるか/腸蠕動音の状態)
▶陰部・肛門・直腸の状態(排便トラブルにつながる異常がないか)
▶便の状態(ブリストルスケールを基準に観察)
▶排泄動作(便意を感じるか,トイレまで移動できるか,衣類の着脱ができるか,便器に座れるか,効果的にいきめるか,後始末ができるか)
▶トイレ周辺の環境(トイレまでの距離や障害物などはないか,落ち着いて排泄できる環境か)

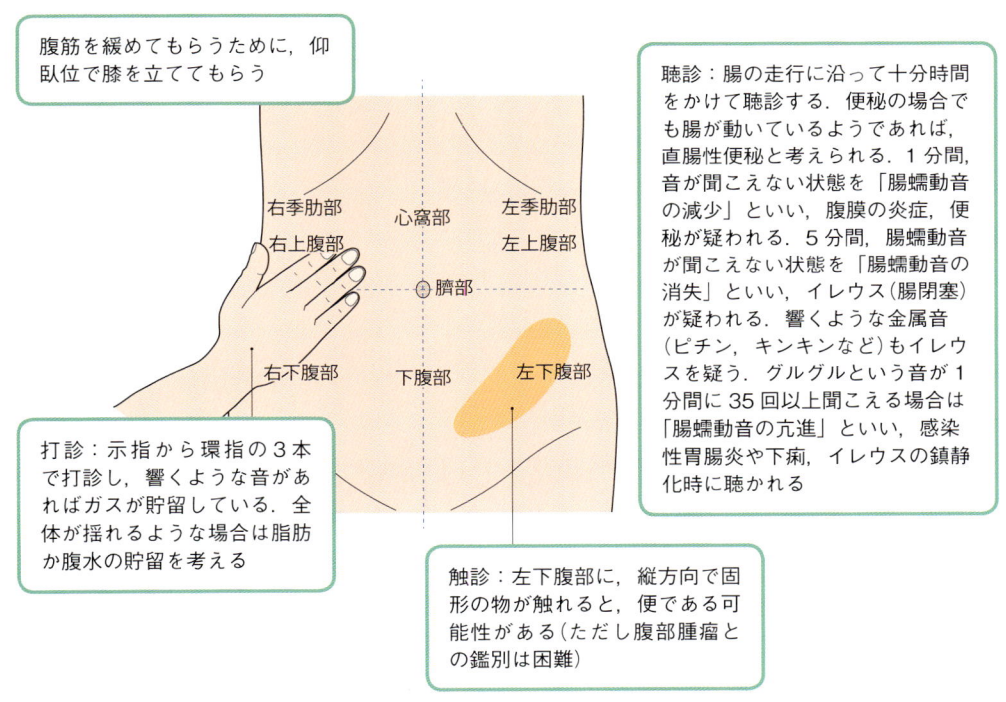

腹筋を緩めてもらうために,仰臥位で膝を立ててもらう

右季肋部　心窩部　左季肋部
右上腹部　　　　　左上腹部
　　　　　臍部
右下腹部　下腹部　左下腹部

聴診:腸の走行に沿って十分時間をかけて聴診する.便秘の場合でも腸が動いているようであれば,直腸性便秘と考えられる.1分間,音が聞こえない状態を「腸蠕動音の減少」といい,腹膜の炎症,便秘が疑われる.5分間,腸蠕動音が聞こえない状態を「腸蠕動音の消失」といい,イレウス(腸閉塞)が疑われる.響くような金属音(ピチン,キンキンなど)もイレウスを疑う.グルグルという音が1分間に35回以上聞こえる場合は「腸蠕動音の亢進」といい,感染性胃腸炎や下痢,イレウスの鎮静化時に聴かれる

打診:示指から環指の3本で打診し,響くような音があればガスが貯留している.全体が揺れるような場合は脂肪か腹水の貯留を考える

触診:左下腹部に,縦方向で固形の物が触れると,便である可能性がある(ただし腹部腫瘤との鑑別は困難)

▶図9　腹部のフィジカルアセスメントのポイント

浣腸・摘便の適応

種類		目的と作用
浣腸		排便を促す(グリセリン浣腸,高圧浣腸など).グリセリンが直腸内の水分を吸収する刺激で,腸管の蠕動を亢進させる.また,浸透作用により便を軟化,潤滑化させることにより排泄を促す 浣腸は成人の場合,50%グリセリン 150 mL などが使用される
摘便		直腸に便が貯留し,自然排便ができないときに,肛門から便を用手的に排出させる

Column

虎の門病院では浣腸を行う機会が減っている

　全国で浣腸の事故事例が報告されている昨今,浣腸の手技を再確認するとともに,不要な浣腸は中止する傾向にあります.特に,一昔前は全身麻酔下の手術前処置として標準的に実施されていた浣腸がほとんど行われなくなりました.

　手術部位や術式によって本当に必要性があるのか検討し,浣腸以外の方法(緩下薬内服・坐薬,低残渣食・経口摂取制限など)を駆使することで,術前の浣腸を必須とする術式はかなり限定されました.

適応	禁忌	ページ
自然排便が期待できない患者	①腸管内出血・腹腔内炎症のある患者，腸管に穿孔またはそのおそれのある患者 　　⇒腸管外漏出による腹膜炎の誘発 　　⇒蠕動運動亢進作用による症状の増悪 　　⇒グリセリンの吸収による溶血，腎不全 ②全身衰弱の強い患者 　　⇒強制排便により衰弱状態を悪化させ，ショックを起こすおそれがある ③下部消化管術直後の患者 　　⇒蠕動運動亢進作用により腸管縫合部の離開をまねくおそれがある ④悪心・嘔吐，激しい腹痛など，急性腹症が疑われる患者 　　⇒症状を悪化させるおそれがある	p87 p101

浣腸・摘便は立位では行わない

▶立位では次のような問題が生じる

▷直腸の形態が変化し，直腸横ひだにカテーテルがぶつかり，傷つけたり穿孔させたりする危険性も高い．

▷立位は肛門括約筋が非常に強く締まり，無理にカテーテルを挿入することにより，直腸内壁を傷つけやすい．また，患者の緊張がとれにくく，直腸の収縮によってカテーテル挿入が安全にできない．

▷実施者の視野が確保できない．そのため肛門部やカテーテル挿入の方向・長さの確認ができない．

▷挿入したカテーテルの安定を保ちにくく，過剰な挿入やカテーテルの脱出を生じやすい．

3 浣腸ができる

目的

経口的に緩下薬を投与しても排便の効果が得られない場合や緩下薬の経口投与が困難な場合などに直腸内へ浣腸液を注入し，排便を促す．大腸内のガスの貯留，腹部膨満を緩和する．また，手術や検査の前処置としても行われることもある．

目標

- ☑ 排便に関する解剖・生理を理解できる
- ☑ 浣腸の適応および注意すべき点やリスクを理解できる
- ☑ 浣腸を安全に実施できる
- ☑ 患者の羞恥心や苦痛に配慮できる

浣腸 ▶ 3-1

1 アセスメント ▶ 3-2

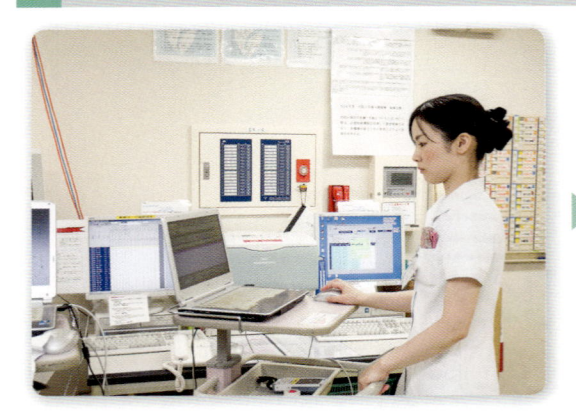

❶グリセリン浣腸の必要性を確認する
❷実施前に情報収集を行う

ポイント
▶確認すべき情報
　□緩下薬(内服，坐薬)の使用状況と効果
　□全身状態
　□最終排便の日時，そのときの便の性状と量
　□排便に伴う下腹部痛，肛門部の異常の有無など
　□浣腸の禁忌の有無
　□直腸粘膜の易損傷状態の有無(ステロイド薬使用中など)
　□易出血状態の有無
　□患者の検査，診察のスケジュール
　□方法，施行時間

⚠ 禁忌 下記の場合，浣腸は禁忌

▶腸管内出血・腹腔内炎症のある患者，腸管に穿孔またはそのおそれのある患者
　根拠 腸管外漏出による腹膜炎の誘発，蠕動運動亢進による症状の増悪，グリセリンの吸収による溶血，腎不全を起こすおそれがある．

▶全身衰弱の強い患者
　根拠 強制排便により衰弱状態を悪化させ，ショックを起こすおそれがある．

▶下部消化管(直腸，結腸など)術直後の患者
　根拠 蠕動運動亢進作用により腸管縫合部の離開をまねくおそれがある．

▶悪心・嘔吐または激しい腹痛など，急性腹症が疑われる患者
　根拠 症状を悪化させるおそれがある．

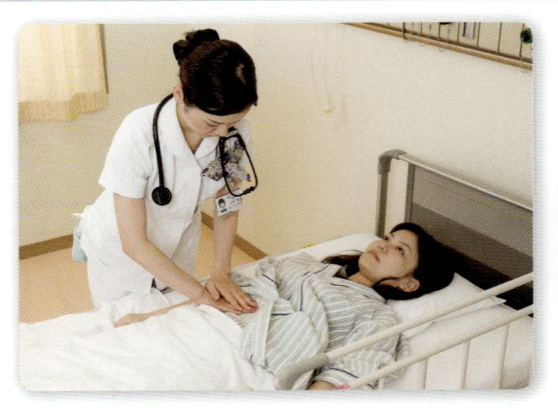

❸訪室し，手指衛生を行う
❹カーテンを閉め，腹部のフィジカルアセスメントを行う

👁 観察 浣腸実施前のアセスメント
　□患者の意向
　□バイタルサイン
　□腹部膨満感の有無，便意の有無
　□腸蠕動音
　□禁忌の有無
　□痔核の有無
　□肛門・直腸粘膜の炎症や損傷，出血の有無

❗注意 下記の場合，浣腸は慎重に実施

▶腸管や肛門部に炎症や創傷がある患者
　根拠 出血を促し，グリセリンが吸収され溶血，腎不全を起こすおそれあり

▶腸管麻痺のある患者
　根拠 蠕動運動亢進作用により腹痛などの症状を増悪させるおそれあり

▶重症の硬結便のある患者
　根拠 効果が得られず，腹痛などの症状を増悪させるおそれあり

▶重篤な心疾患のある患者
　根拠 症状を増悪させるおそれあり

▶乳児
　根拠 過量投与に陥りやすい

▶高齢者，妊産婦
　根拠 瀉下作用により体液量の減少をきたし脱水を起こすことがある．妊娠中の投与に関する安全性は確立していない

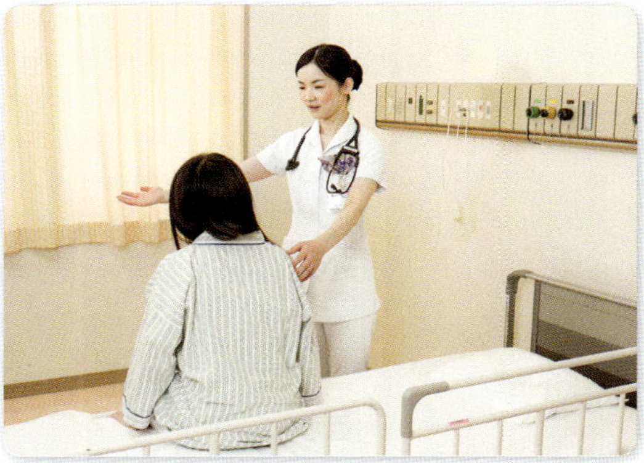

3 浣腸ができる

❺患者の状態に応じて処置の場所と時間を選び，必要時移動する

ポイント
▶便臭を伴うので，食前食後，面会時間帯の施行は避ける
▶処置室のある病棟では処置室を利用する
▶プライバシー，羞恥心に配慮する

[必要物品]
①手袋 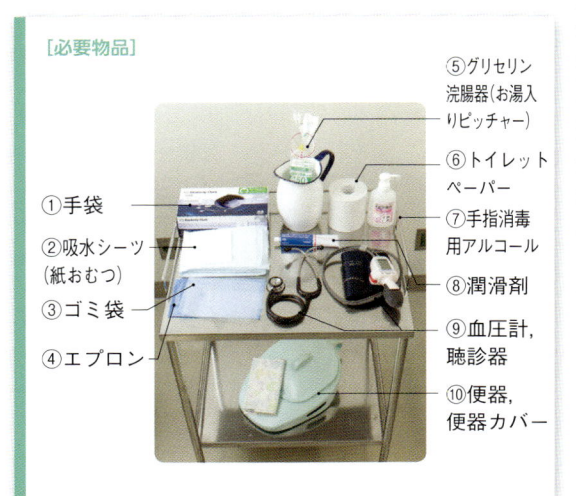
②吸水シーツ（紙おむつ）
③ゴミ袋
④エプロン
⑤グリセリン浣腸器（お湯入りピッチャー）
⑥トイレットペーパー
⑦手指消毒用アルコール
⑧潤滑剤
⑨血圧計，聴診器
⑩便器，便器カバー

浣腸にはリスクがあることを念頭におく
▷腸管穿孔，粘膜損傷
▷血圧低下
▷脳血流量増加
▷心負荷増加

2 必要物品の準備，患者説明

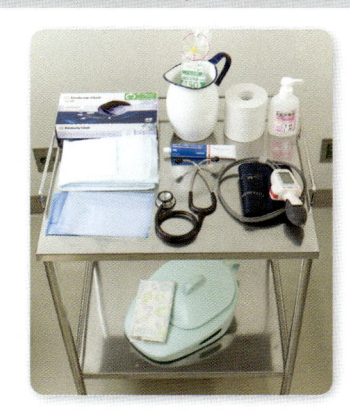

❶ベッドサイドに必要物品を用意する

必要物品
①ディスポーザブル手袋
②吸水シーツ（紙おむつでもよい）
③ゴミ袋
④ディスポーザブルエプロン
⑤グリセリン浣腸器，お湯入りピッチャー
⑥トイレットペーパー
⑦手指消毒用アルコール
⑧潤滑剤
⑨血圧計，聴診器
⑩便器，便器カバー
▶男性の場合，尿器も用意

男性の場合，尿器を用意しておく
根拠 浣腸の刺激や排便が尿意を誘発したときに備える．女性は便器に排尿できるが，男性は便器への排尿は困難である

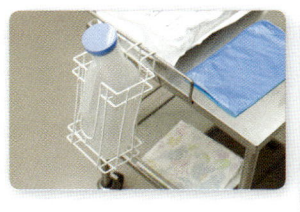

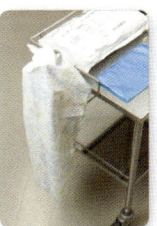

尿器は人目に触れないよう，カバーをかける

浣腸

89

浣腸

2　必要物品の準備，患者説明（つづき）

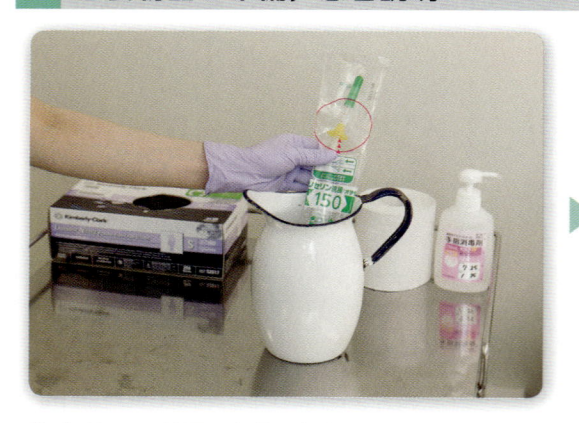

❷グリセリン浣腸器を体温程度に温めておく

ポイント
▶ピッチャーに湯を張り，浣腸液は浣腸器の袋ごと温めておく（直腸平均温度38℃よりやや低めの温度）
▶そのためにピッチャーに45〜50℃の湯を張り，浣腸液を袋のうえから触っても少し温かいと感じるくらいまで温める（温度の確認方法☞p92）

注意　浣腸液を適温にする
▷温度が高すぎる（43℃以上）と粘膜を損傷する（刺激を与えてしまう）危険がある．
▷温度が低いと，末梢血管の収縮によって血圧が上昇したり悪寒が生じる場合がある．

コツ　便器にトイレットペーパーをあらかじめ敷いておくとよい
根拠　便器の洗浄を容易にする．便（浣腸液が混ざるため一部水様になる場合がある）の飛散を防止する

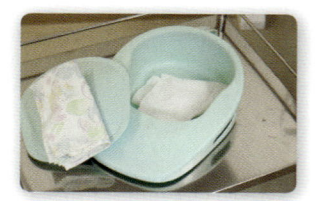

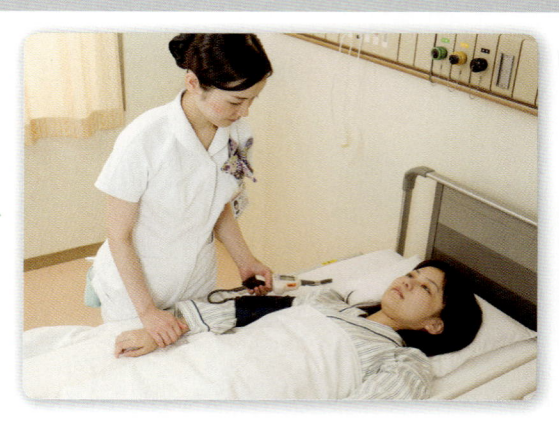

❸患者に浣腸の必要性を説明する
❹事前に排尿を促す
❺バイタルサインを測定する

ポイント
▶浣腸に伴い，疼痛（腹部），腹部不快感，腹部膨満感，悪心などの症状が生じることもあるので，十分に説明する
▶患者の状態を観察し，バイタルサインを測定する（血圧測定，脈拍数，呼吸数）
　根拠　排便による循環動態の変化に注意するため

必修　浣腸と循環動態のアセスメント　3-3
▶バイタルサインが安定していることが浣腸実施の条件である
▶血圧低下をきたすリスクがある
　▷排便時のいきみにより静脈還流が減少し血圧低下，徐脈をきたす．
　▷排便による迷走神経反射が起こり血圧低下，徐脈をきたす．
　▷腸壁血管を圧迫していた便が一気に排泄されることによって，腸の血管床の循環血液量が増加し，血圧低下をきたす．

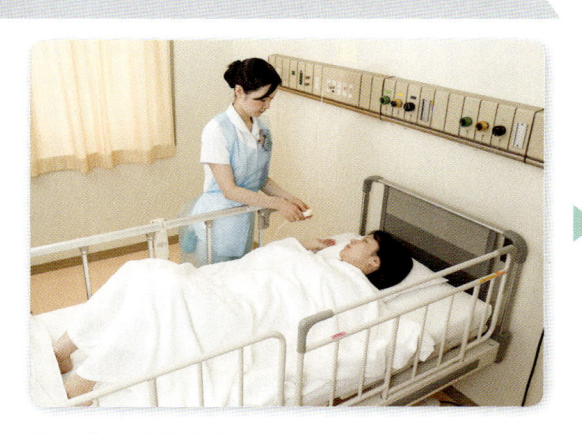

3 浣腸ができる

❻エプロンを装着する
❼ベッド上およびその周囲を処置しやすいように整理する
❽手指消毒を行い、手袋を装着する

ポイント
▶私物を片づけ、作業しやすいようベッドの高さを調節する

禁忌 浣腸は立位で行わない

根拠 立位での浣腸は、直腸前壁の角度が鋭角になるため、カテーテルの先端が直腸前壁にあたりやすく、腸管穿孔を起こすリスクが非常に高い。さらに、立位では、肛門の確認がしにくいため、カテーテルの挿入が目視できない危険もある

立位による浣腸は危険！

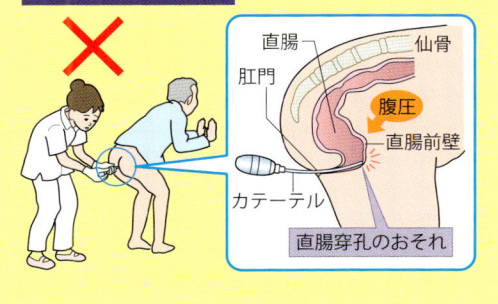

直腸穿孔のおそれ

3 体位・寝衣を整える

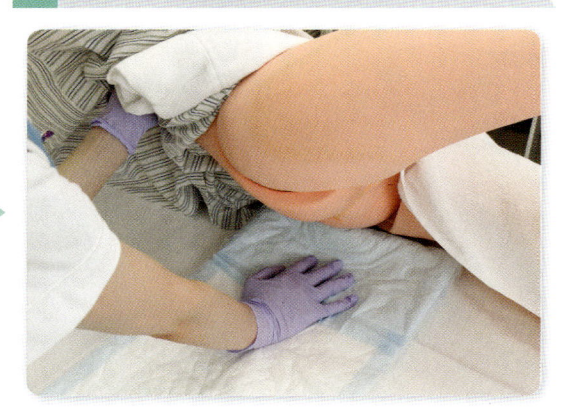

❶上の寝衣を腰の上まで上げ、バスタオルを掛ける
❷下肢にもバスタオルを掛け、寝衣（ズボン）と下着を脱がせる
❸吸水シーツを殿部の下に敷く

ポイント
▶寝具は汚れないよう足元にたたんでおく
▶脱いだ寝衣（ズボン）や下着はたたんで足元に置く

コツ 羞恥心と衛生面に配慮した準備のポイント

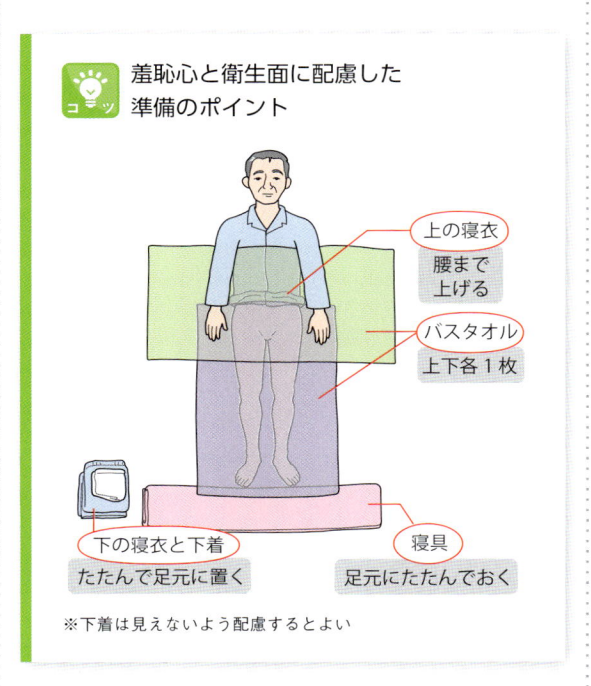

- 上の寝衣　腰まで上げる
- バスタオル　上下各1枚
- 下の寝衣と下着　たたんで足元に置く
- 寝具　足元にたたんでおく

※下着は見えないよう配慮するとよい

浣腸

3 体位・寝衣を整える（つづき）

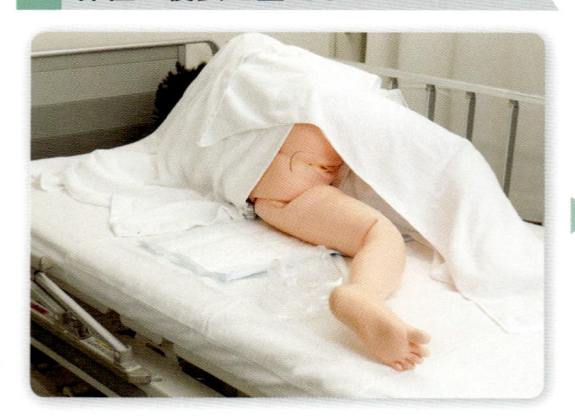

❹左側臥位になってもらい，膝を曲げてもらう

根拠 左側臥位になってもらうことで，浣腸液が直腸から下行結腸に到達しやすい

根拠 膝を曲げることで腹筋の緊張が緩和されカテーテルが挿入しやすくなる

ポイント
- バスタオルなどを利用し，肛門部のみが露出するよう配慮する
- 背に枕などを置いて，体勢が苦しくないように配慮する

必修 左側臥位にすることで，効果的に浣腸液が注入される

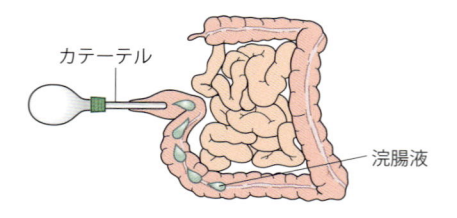

（カテーテル／浣腸液）

左側臥位になってもらうことで，浣腸液が直腸から下行結腸に到達しやすい．（図は前面から見ている）

4 浣腸器の準備 3-4

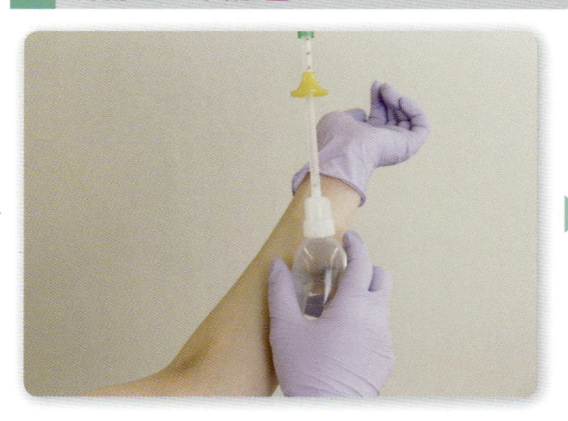

❶浣腸器を袋から出す
❷前腕内側に浣腸器を当て，温度を確認する

ポイント
- 温かく，ずっと腕に付けていられるくらいの温度がよい（体温程度）
- 冷たく感じるときは湯につける時間を延ばす．熱すぎる場合は，体温程度に冷めるまで待つ
- 浣腸器の外側と浣腸液の温度差は 1.5±0.3℃で，浣腸液の方が高いという報告があるため注意する

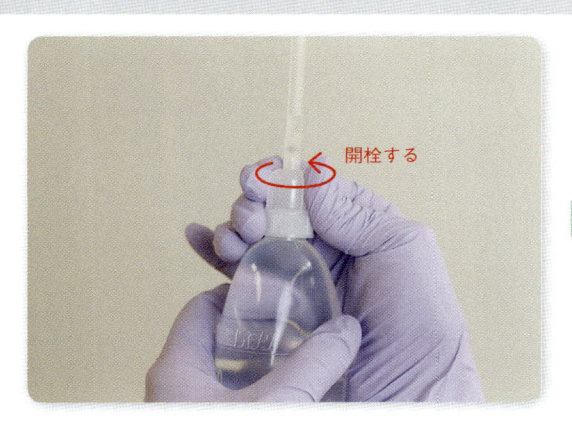

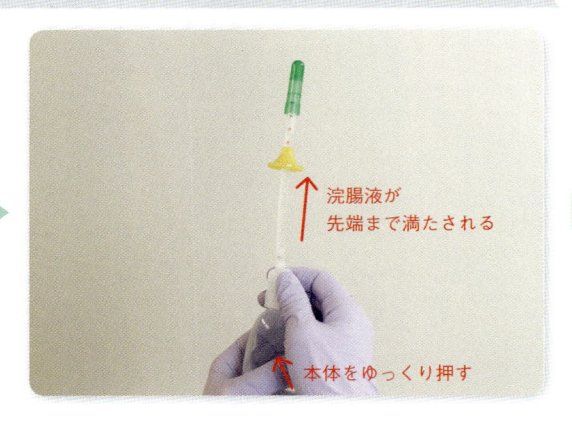

3 浣腸ができる

❸浣腸器のカテーテルを上に向け，グリセリン浣腸器のカテーテル基部のアダプターを1回転して開栓する（開栓方法はメーカーにより異なる）

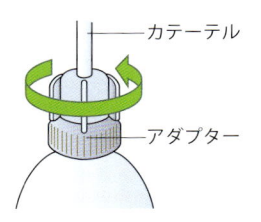

❹浣腸器本体を押して浣腸液をカテーテルの先端まで満たし，空気を抜く
- 根拠 大腸内に空気が入ると腹部が膨満し，苦痛となる

ディスポーザブルグリセリン浣腸器

▶浣腸器の選択
下記内容を把握して，浣腸の目的や患者の状態によって選択する．
- ▷薬液の種類
- ▷薬液の量
- ▷カテーテルの長さ

▶50％グリセリン液の作用と効果
グリセリンは原液では腸粘膜を刺激しすぎるため，50％グリセリン液を使用する．
- ▷浸透圧により大腸壁を刺激し，腸の蠕動を促進する
- ▷便を溶かして軟らかくする
- ▷便の滑りをよくして排出しやすくする

▶使用方法はメーカーによって異なる
浣腸器はメーカーによって，カテーテルにロックがかかるものや潤滑剤があらかじめ付いているもの，ストッパーの付いているものなどさまざまである．添付文書などで使用方法を確認して実施する．
上記のような機能が付いていないものに関しては，鉗子でロックしたり，潤滑剤を付けたり，挿入の長さをあらかじめ印を付けておくなど注意して，「浣腸の手順」に則って安全に行う．

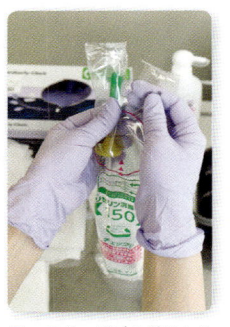

ディスポーザブルグリセリン浣腸器

93

浣腸

4 浣腸器の準備（つづき）

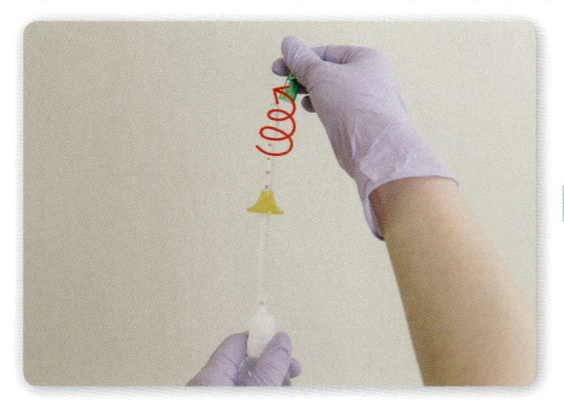

❺先端のキャップを回しながら外す

根拠 キャップの内側には潤滑剤が付いているため，回しながら外すことで潤滑剤を塗布することができる

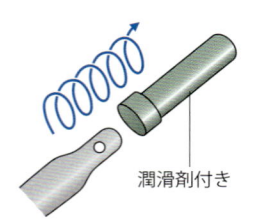

潤滑剤付き

❌ キャップを付けたまま挿入しない
キャップを付けたまま挿入するとキャップが腸内に残存したり，腸を傷つけたりする恐れがあるので，外し忘れに注意する

💡 潤滑剤付きでない場合
潤滑剤付きでない場合は，浣腸液をカテーテル先端まで満たしたのちに鉗子などで止め，潤滑剤を塗布する（アダプターを戻すことでロックをかけられるものもある）．

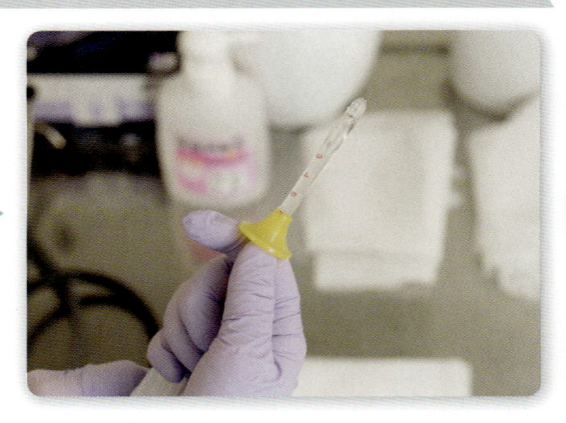

❻ストッパーの先端を，カテーテルの目盛りの5〜6に合わせる

ポイント
▶ストッパーは5〜6 cmのところに設定しておく

⚠ 6 cm以上の挿入は危険
肛門から6〜7 cm挿入すると腸管壁に当たる．そのため，6 cm以上の挿入は危険である．

💡 ストッパーの合わせ方
▷ストッパーの先端を挿入の長さの上限として設定する．

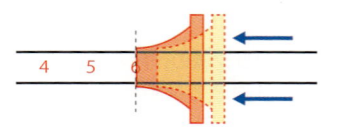

▷ストッパーの腸内への遺残に注意する．腸内への脱落防止のために，カテーテルの先端がストッパーの内径よりも少し太くなっているものもある．

5 カテーテルの挿入　3-5

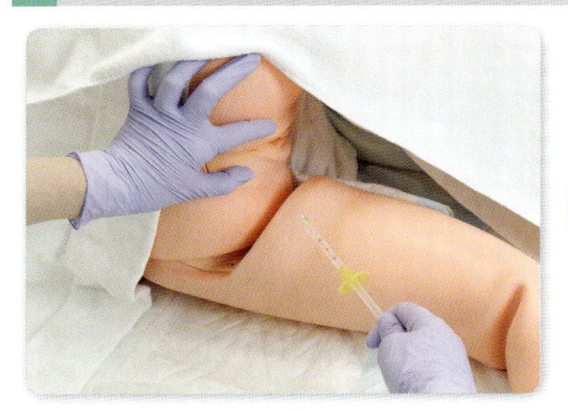

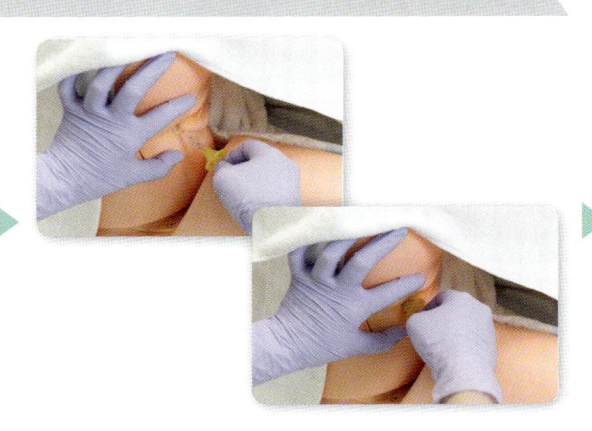

❶患者に口でゆっくり呼吸するよう声をかける
- 根拠　口呼吸することで，下腹部や肛門括約筋の緊張がゆるむ

❷左手で肛門を開き，右手でカテーテルを持つ

ポイント
▶腹圧をかけないようにリラックスしてもらう

❸カテーテルをストッパーの位置（6 cm）まで肛門内に挿入する

ポイント
▶最初カテーテルの先端を持って1〜2 cm挿入し，その後ストッパーを持ってゆっくり挿入する
▶抵抗があるときや途中でカテーテルが挿入できなくなった場合は無理に挿入せず，中断する

💡 浣腸器のカテーテルの挿入のコツ
自然な走行に沿って，抵抗のない方向に静かに入れる．

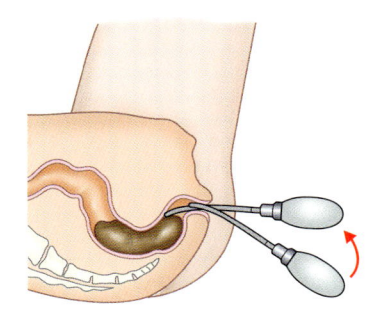

⚠️ ストッパーの位置を守る
▷ストッパーの位置より深く挿入しない．
- 根拠　直腸を傷つけるおそれがある．
▷ストッパーが直腸に入り込まないように，目視下で挿入する（ストッパー脱落防止のためにカテーテル先端が太い形状に変更されている製品もある）．

⚠️ 挿入中に抵抗を感じたり，患者が不快感を訴えたりしたときは挿入を中止し，異常の有無を確認する

💡 挿入困難時の対処法
便塊があったり痔核があったりする場合は，挿入時に抵抗を感じることがある．無理に進めない．

▶便塊がある場合は，摘便を行い再挿入する．
▶痔核がある患者に実施する場合は，痔核の性状，大きさをよく観察しながら，カテーテルで傷付けないように挿入する．粘膜損傷がみられる場合，浣腸は禁忌なので中止する．

浣腸

6 浣腸液の注入

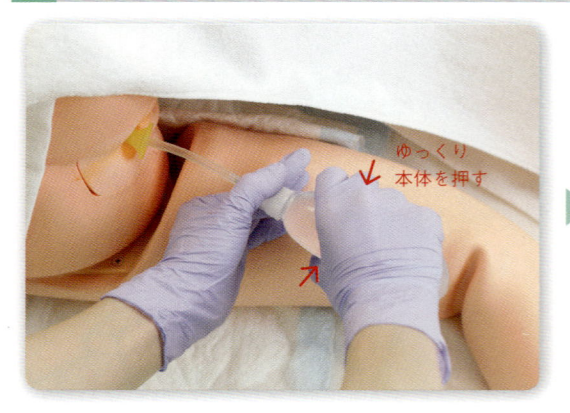

❶浣腸器本体を押して、ゆっくりグリセリン浣腸液を注入する

ポイント
▶注入中は患者に声をかけ、状態を観察しながら行う
▶急速な注入は直腸内圧を高め、急激に便意を催すため避ける。指を下から1本ずつ折って浣腸器を押す感じで（50 mLあたり15秒くらいを目安に）ゆっくりと液を注入する

注意 直腸穿孔に注意する
▷注入中、激しい疼痛（腹部）、出血、冷汗、血圧低下などが見られたときには直腸穿孔などを疑い、ただちに注入を中止する。バイタルサインを測定し、ただちに医師に報告するが、これらの症状は穿孔直後に必ず現れるとは限らない。後日出現する場合もあるので、事後の異常症状にも注意する。
▷腸管の損傷を起こすとグリセリン浣腸液が血管内に入り、溶血を起こすおそれがあり危険である。腸管を損傷しないように丁寧な操作でカテーテルを進めることが大切である。

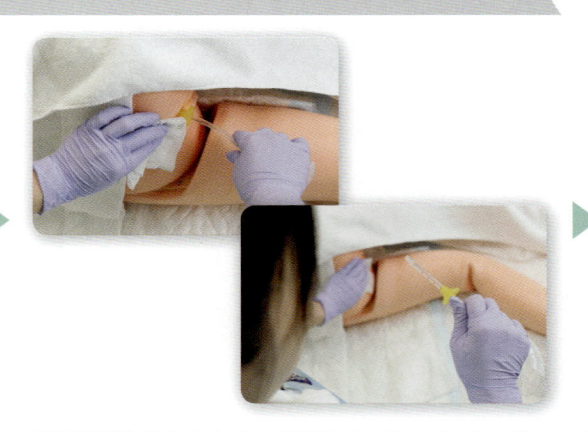

❷指示量を注入したら、肛門にトイレットペーパーを当てながらカテーテルを静かに抜く。カテーテルの付着物に血液が混じっていないか観察する

注意 カテーテルに血液が付着していないか確認
抜いたカテーテルの付着物に血液が混じっていた場合は、血液の色・量、肛門外部からの所見かどうかを確認し、医師に報告する。
肛門からの出血か直腸からか、あるいはもっと上部からの出血かを血液の色でアセスメントする（☞ p81 表3）。

7 片づけ，手袋交換

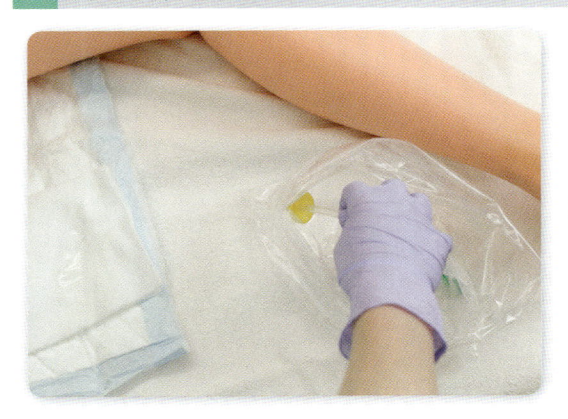

❶抜いたカテーテルと本体をゴミ袋に入れる

ポイント
▶挿入していた部分が周囲に触れて寝具などを汚染しないよう注意する

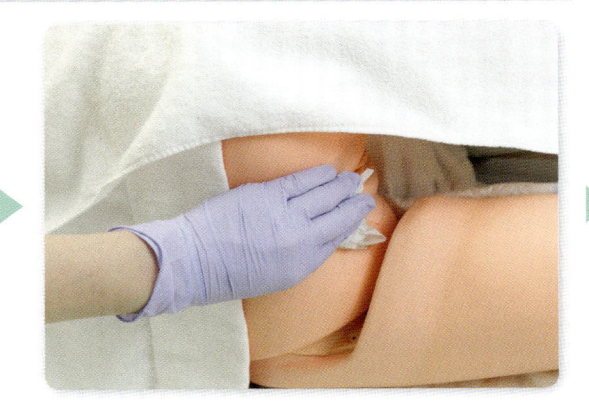

❷トイレットペーパーで肛門部を圧迫し，3分程度排便を我慢するよう伝える
　根拠 浣腸液が下行結腸に到達し，腸壁を刺激して蠕動運動が起こるまで，約3分間必要である
❸手袋を外して手指衛生を行う
❹新しい手袋を装着する

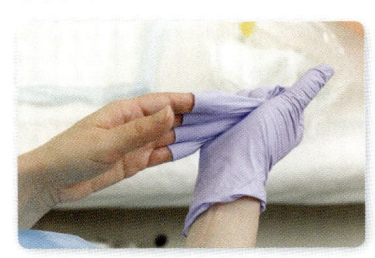

ポイント
▶注入直後に便意を催した場合：浣腸は速効性があるものの，我慢できずにすぐに排出してしまうと，浣腸液だけが排出されてしまい，効果がなくなることも多い（特に，初めて浣腸する人）ので，できる限り3分程度我慢するよう伝える
▶我慢してもらう理由も説明するとよい．（例）：「効果が出るのに3分くらい時間がかかるので，それまで少し我慢してください．どうしても我慢できなくなれば出してください」
▶ただし，我慢しすぎて気分が悪くなる場合もあることを患者に説明し，可能な範囲で我慢すればよいことを伝える

浣腸

8 便器の用意 ▶ 3-6

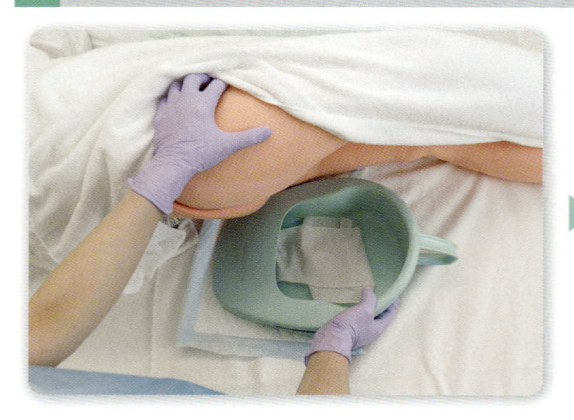

❶側臥位のままで，便器を差し込む
❷便器を差し込んだら，手袋を外し，手指衛生を行う

ポイント
▶便器の中にトイレットペーパーを敷く
　根拠 便器の洗浄を容易にする．便（浣腸液が混ざるため一部水様になる場合がある）の飛散を防止する
▶必要時（便器が冷たいときや硬くて痛いときなど），専用のカバーをつける

コツ 歩行可能な患者の場合
▷トイレでの排便を促す．
▷トイレでの排便後は，便を流さずに連絡するよう伝えておき，看護師が便の性状や量などを確認する．

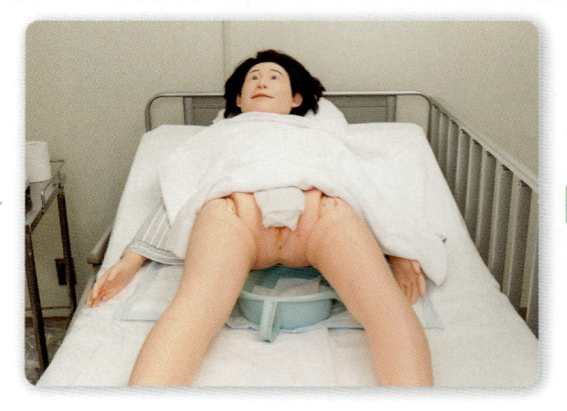

❸患者を仰臥位にし，陰部に尿道口を覆うようにトイレットペーパーを当てる（男性は尿器を当てる）
❹寝具をかける
❺ベッドは上半身を挙上する（45度くらい）
　根拠 腹圧をかけやすい
❻ベッド柵をする
　根拠 転落防止

ポイント
▶「便器を当てましたので，便意がありましたらそのまま排泄（便）していただいていいですよ」と声をかける
▶排便時に汚染することがないように注意して寝具を掛ける（胸元のみに寝具を掛けるか，下半身にはバスタオルを掛ける）

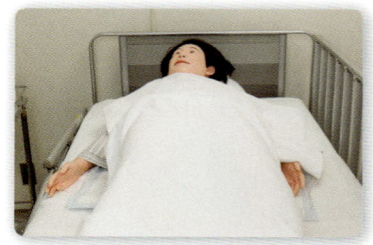

バスタオルを掛ける

コツ 便とともに排泄される尿が飛散しないよう対処する
▷〈女性〉陰部にトイレットペーパーを当てる
▷〈男性〉尿器を当てる

3 浣腸ができる

❼ナースコールを患者の手元に置いて，気分が悪くなったり排便が終わったら看護師を呼ぶよう伝える
❽退室する

ポイント
▶トイレでの排便の場合は「ナースコールを押して，流さずにお待ちください」と患者に伝える

便で汚染されたリネンなどは専用の袋に入れ，所定のランドリーボックスに入れる

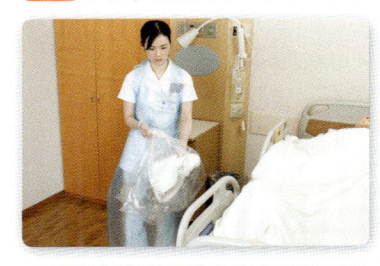

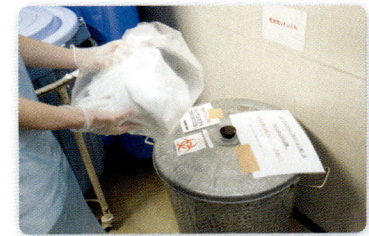

アクアフィルム®（水溶性ランドリーバッグ．汚染リネンを入れたまま，直接熱水洗濯機に投入可能なため，実施者や洗濯担当者の感染制御に役立つ）

感染性リネン用ランドリーボックス（他の洗濯物と分ける）

9 再訪室，後片づけ 3-7

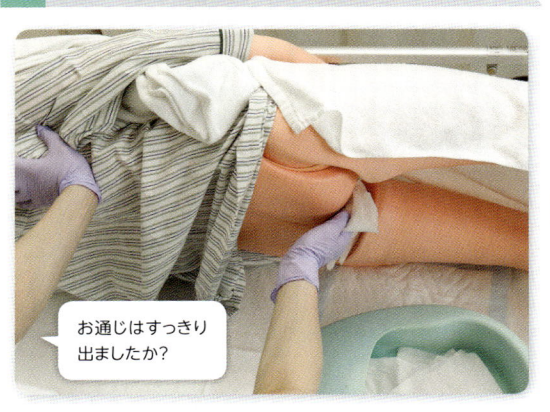

❶再訪室する．手指衛生を行い，手袋を装着する
❷肛門周囲を清拭しながら患者の状態の変化を観察する
❸便器の蓋を閉め，ワゴンの下段に置き（ゾーニング p37），カバーをかける
❹手袋を外し手指衛生を行う

ポイント
▶残便感がないかどうか患者に聞く
▶必要時には陰部洗浄を行う

排便後の患者の状態の観察

☐血圧，脈拍数，呼吸数
☐腹痛の有無
☐冷汗の有無
☐肛門周囲の発赤，腫脹，脱肛の有無
☐意識障害の有無

▶特に注意すべき異常
☐血圧低下，冷汗
☐血便
☐激しい腹痛
➡上記があれば直腸穿孔などを疑い，すぐに医師に報告する．

便の性状を観察しながら片づける

☐便量
☐便の色（血便，タール便など）
☐便の性状（粘液便，不消化便など）

浣腸

浣腸

9 再訪室，後片づけ（つづき）

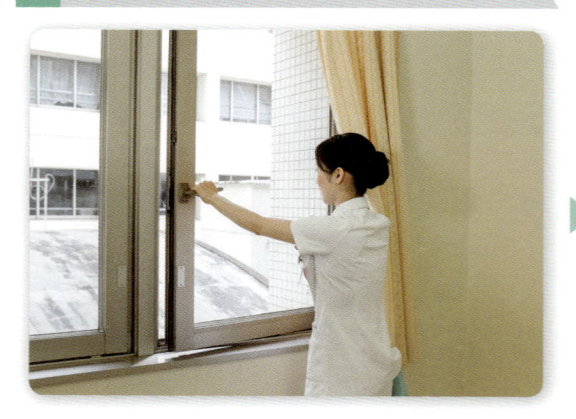

❺寝衣，寝具を整える
❻換気をして，使用物品を片づける
❼退室し，ゴミは感染性廃棄物として所定の場所に廃棄する

便と便器の処理方法

便器は専用の洗浄器（ベッドパンウオッシャー）に便ごと直接入れ，洗浄・消毒する．便をトイレに流さない．

根拠 トイレの便器に流す行為で便が飛散し，看護師が汚染し，他の患者への感染経路となる危険を減らす

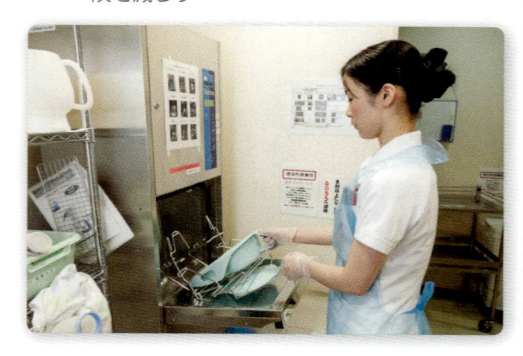

10 記録

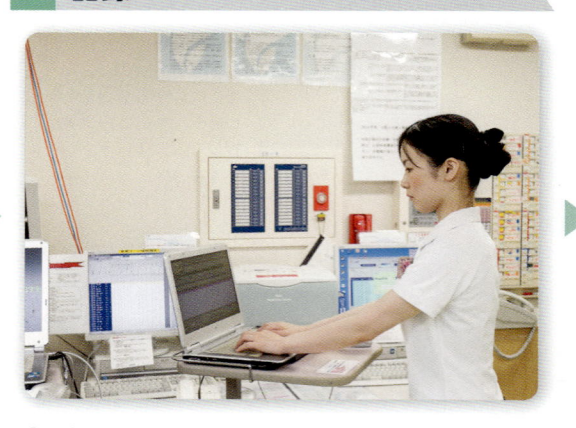

❶記録する

ポイント

▶記録のポイント
☐ 施行前後のバイタルサイン，患者の状態
☐ 施行日時
☐ 浣腸液の種類，量，濃度
☐ 便の量，色，性状
☐ 残便感・腹痛の有無など患者の反応

浣腸後の対応と注意

▶浣腸後すぐの摘便は避ける
▷浣腸液だけ排泄されて排便がない場合，すぐに摘便を行うことは避ける．
高浸透圧のグリセリン浣腸液による化学的刺激で直腸粘膜上皮の脱落や粘膜の浮腫が起こると，回復に24時間必要であることが報告されている．このような化学的刺激による粘膜損傷に加えて，摘便施行時に粘膜損傷を招く可能性を考慮すると，溶血や穿孔を招く危険性があるので，グリセリン浣腸と摘便を同時に行うことは避けた方がよい．

▶血尿に注意
▷グリセリン浣腸後に血尿が見られたら，医師に報告し，指示を受ける．損傷された直腸粘膜からグリセリンが血中に入り込むと溶血を生じ，尿細管，糸球体内皮の障害などから重篤な腎不全症状を引き起こす事例が報告されている．したがって，浣腸を契機として疼痛や出血が生じた場合，2時間程度の経過観察が必要である．

4 摘便ができる

目的

直腸下方に貯留した便を自力で排出できない場合，人為的に指先で便を排出させる．

目標

- ☑ 排便に関する解剖生理を理解できる
- ☑ 摘便の適応および注意すべき点やリスクを理解できる
- ☑ 摘便を安全・安楽に実施できる
- ☑ 患者の羞恥心や苦痛に配慮できる

摘便 ▶4-1

1 準備・アセスメント

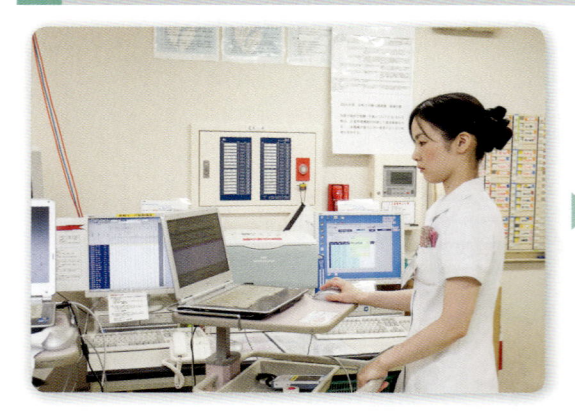

❶実施前に情報収集を行う

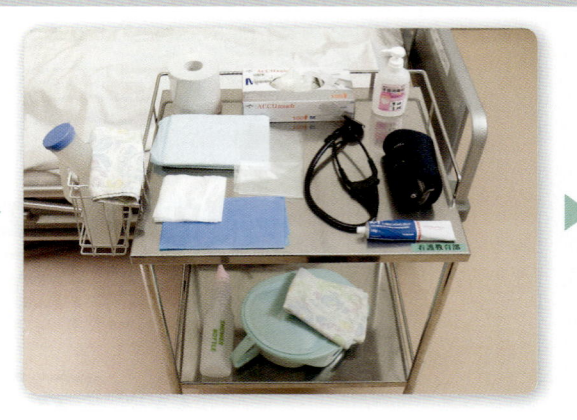

❷必要物品を用意する

ポイント

▶確認すべき情報
- ☐ 最終排便の日時，そのときの便の性状と量
- ☐ 便秘に伴う下腹部痛，肛門部の異常の有無
- ☐ 摘便を行うにあたって注意すべき点の有無
- ☐ 患者の診察，検査のスケジュール
- ☐ 方法，施行時間

⚠注意 下記の場合，慎重に実施

① 頭蓋内圧亢進症状がある
② 重篤な循環器疾患（心筋梗塞・心不全など）がある
③ 直腸・肛門周囲に疾患，傷などがある
④ 直腸・肛門周囲の術後
⑤ 腸管出血・穿孔および腹膜炎の危険がある
⑥ 妊娠中
⑦ 出血のリスクがある
⑧ 衰弱している，全身状態が悪く，血圧変動を生じやすい

必要物品

① トイレットペーパー
② 吸水シーツ（紙おむつでもよい）
③ ゴミ袋
④ 尿器
⑤ ティッシュペーパー
⑥ ディスポーザブルエプロン
⑦ ディスポーザブル手袋3枚以上
⑧ アルコール手指消毒薬
⑨ 血圧計
⑩ 聴診器
⑪ 潤滑剤
⑫ 便器および便器カバー
⑬ 陰部洗浄用ボトルと微温湯
⑭ お尻拭き（患者私物）
⑮ 処置シーツ
⑯ バスタオル

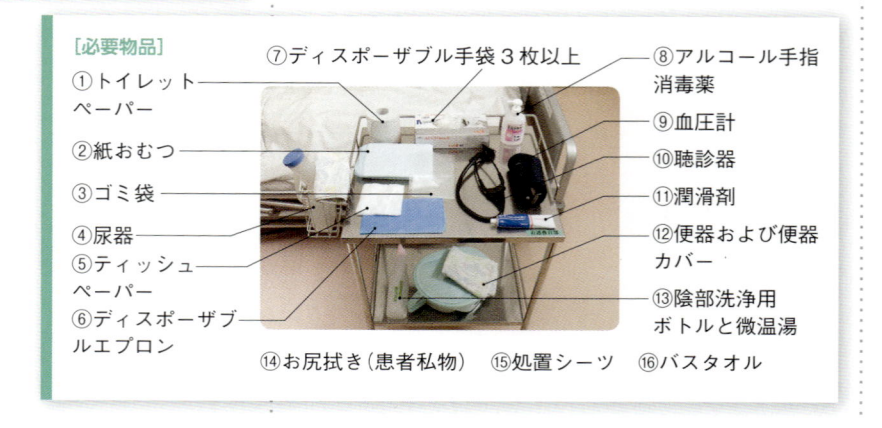

[必要物品]
① トイレットペーパー
② 紙おむつ
③ ゴミ袋
④ 尿器
⑤ ティッシュペーパー
⑥ ディスポーザブルエプロン
⑦ ディスポーザブル手袋3枚以上
⑧ アルコール手指消毒薬
⑨ 血圧計
⑩ 聴診器
⑪ 潤滑剤
⑫ 便器および便器カバー
⑬ 陰部洗浄用ボトルと微温湯
⑭ お尻拭き（患者私物）
⑮ 処置シーツ
⑯ バスタオル

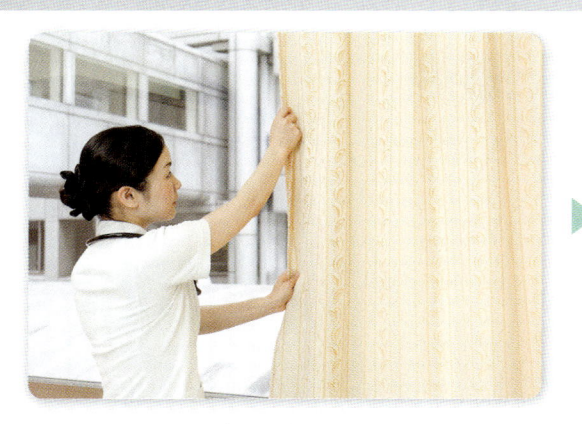

❸カーテンを閉めプライバシーに配慮する
❹手指衛生を行う

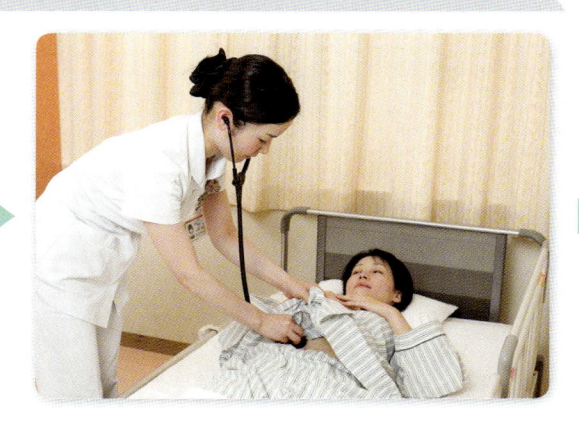

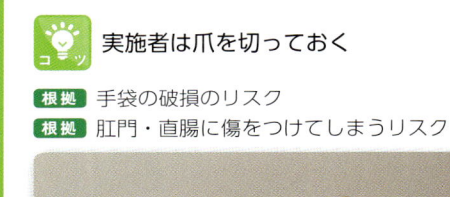

❺フィジカルアセスメントを行う
❻患者の状態に応じて処置の場所と時間を選ぶ

コツ 実施者は爪を切っておく

根拠 手袋の破損のリスク
根拠 肛門・直腸に傷をつけてしまうリスク

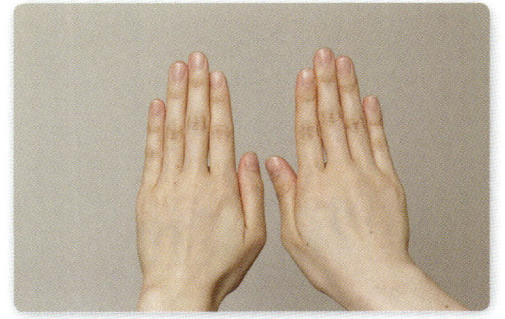

爪を切っておく

ポイント
▶便臭を伴うので，食前・食後，面会時間帯の施行は避ける
▶処置室まで移動できる患者の場合は，処置室を利用する

観察 摘便実施前のアセスメント 4-2

▶腹部を中心にアセスメントする
☐腹部膨満感，便意の有無
☐腸蠕動音
注意すべき疾患や症状の有無(☞p102)
☐全身の状態，血圧，脈拍数などバイタルサイン
☐肛門周囲に異常がないかどうか，視診，触診する(痔核，出血，ポリープなど)

資料 虎の門病院では，常にアルコール手指消毒薬を携帯している

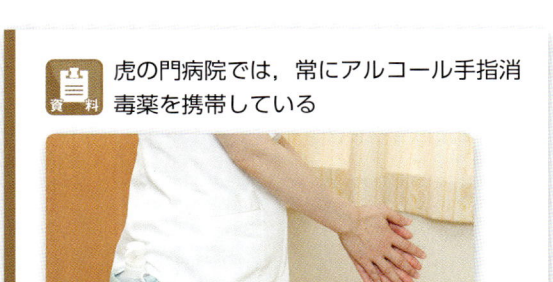

アルコール手指消毒薬は常に携帯

摘便

1 準備・アセスメント（つづき）

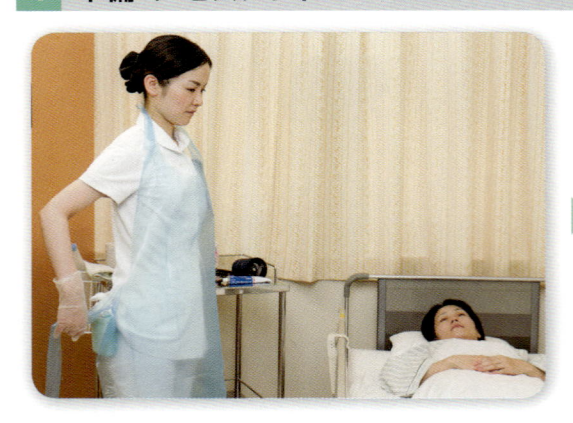

❼患者に説明し，協力を得る
❽事前に排尿を促す
❾手指衛生を行い，手袋を装着する
❿エプロンを装着する

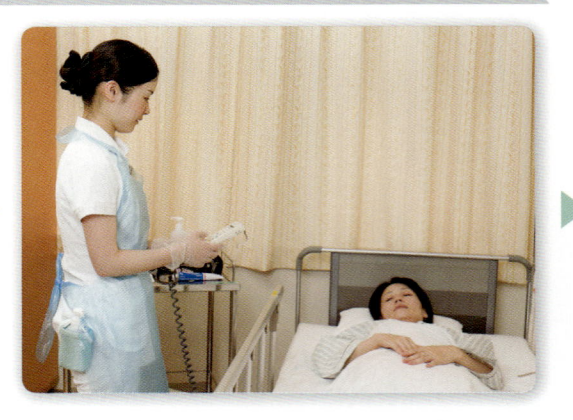

⓫作業しやすいよう，ベッドの高さを調節する
⓬ベッド周囲を整理する
⓭寝具は足元にまとめ，下肢にはバスタオルを掛ける
⓮処置する側のベッド柵を一時的に外す

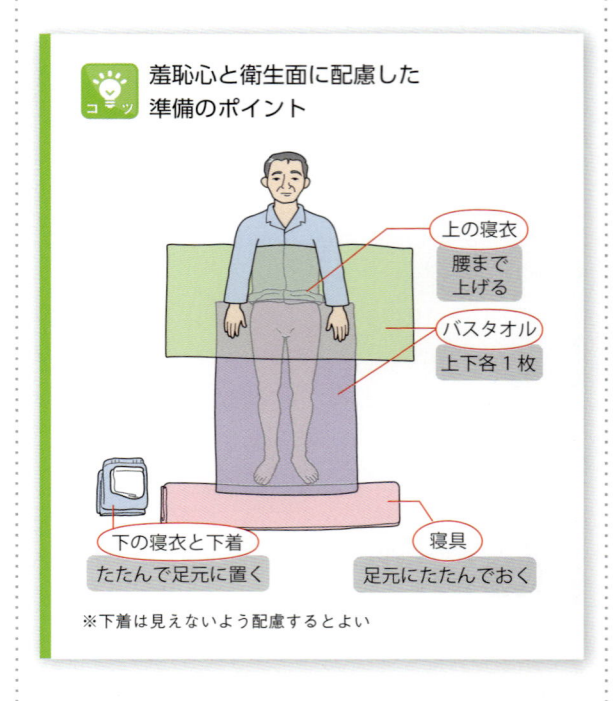

> 💡 **コツ** 羞恥心と衛生面に配慮した準備のポイント
>
> - 上の寝衣：腰まで上げる
> - バスタオル：上下各1枚
> - 下の寝衣と下着：たたんで足元に置く
> - 寝具：足元にたたんでおく
>
> ※下着は見えないよう配慮するとよい

104

2 体位・体勢を整える

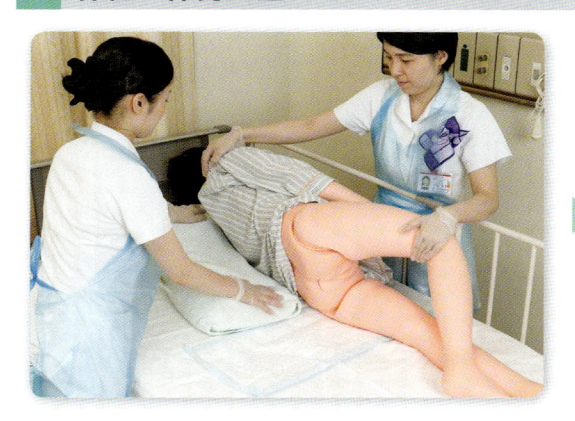

❶実施者は患者の下衣，下着を下ろす
※写真はわかりやすいようバスタオルを外して撮影している
❷患者を側臥位にする
❸吸水シーツを敷く
❹クッションなどを用いて，楽に側臥位を保持できるようにする
※ここでは体位変換のみ介助者と2名で行っている

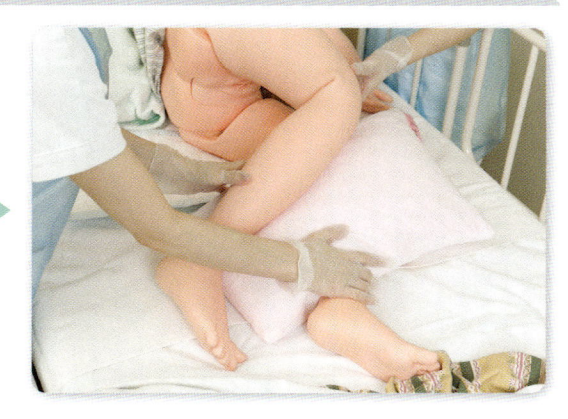

❺膝を曲げてもらい，クッションを挿入して体位を保持する
- 根拠 膝を曲げてもらうことで腹筋の緊張を緩和させる

コツ ベッド上での摘便は側臥位で行う

摘便は側臥位で行うこと．
- 根拠 解剖学的に手指を挿入しやすい
- 根拠 仰臥位では，特に女性の場合は，外尿道口や腟に便が付着しやすく感染の危険が大きくなる．男性の場合も外尿道口に触れやすく，作業がしにくい
- 根拠 側臥位がもっとも周囲への汚染を防ぐことができる

摘便

2 体位・体勢を整える（つづき）

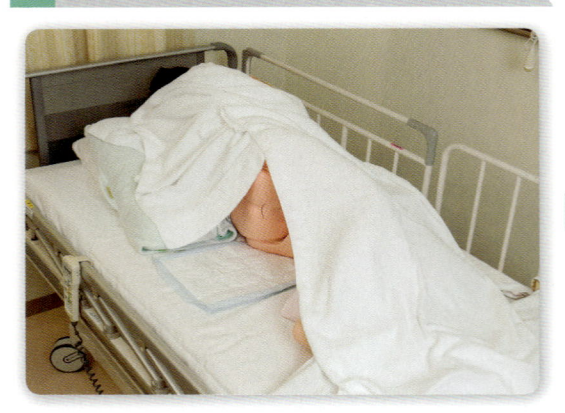

❻上半身および足元に掛け物を掛ける

ポイント
▶肛門部のみを露出する

3 挿入準備

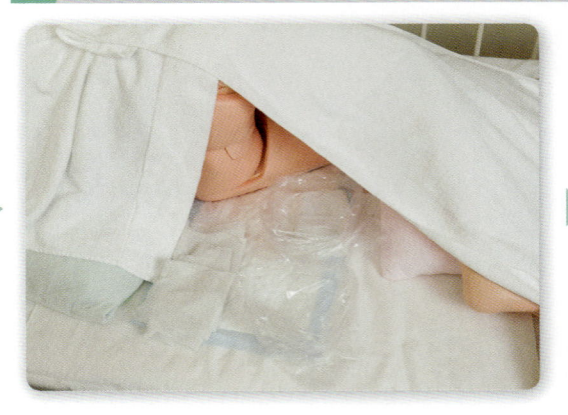

❶適量に切ったトイレットペーパーを手元に置く
❷その右側にゴミ袋を置く

ポイント
▶男性の場合，尿器を当てておく
　根拠 刺激で急な尿意を催すことがあるため
▶片づけるときに，外から見えなくするために，ゴミ袋内部には事前にトイレットペーパーを敷いておく

コツ トイレットペーパーの丸め方

▶手に巻き付けるように，3周分くらいの量を丸める．

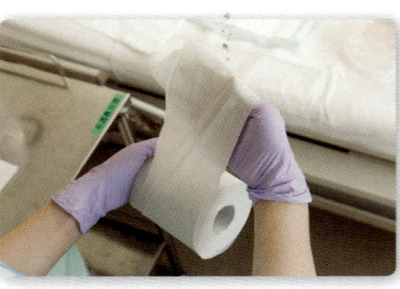

3周分くらいを手に巻き付ける

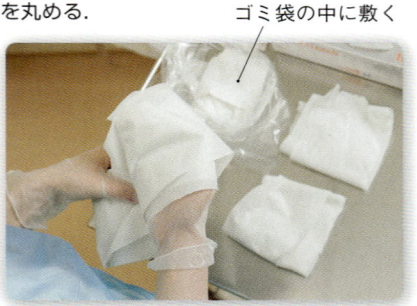

ゴミ袋の中に敷く

3〜4セット作っておくとよい

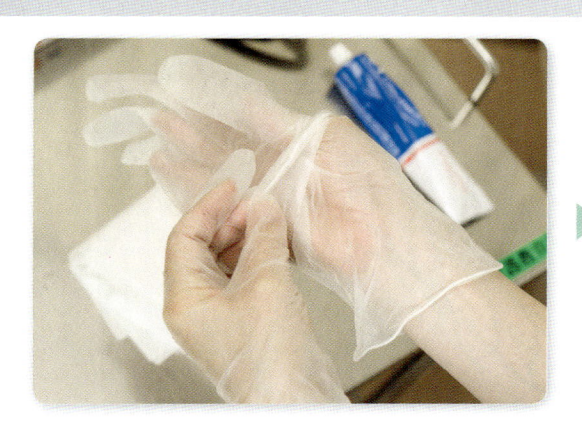

❸肛門に指を挿入する側の手（右手）に手袋を重ねる
根拠 手袋が破損したり，著しく汚染した場合にすぐに交換できる

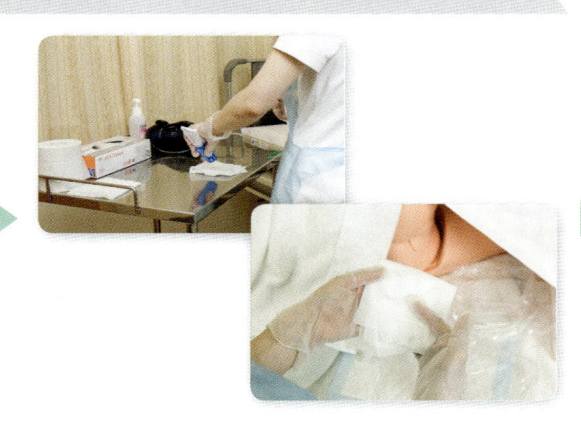

❹ティッシュペーパーに潤滑剤をとり，右手の示指全体に塗る

ポイント
▶潤滑剤はグリセリン，ワセリン，オリブ油などを使う

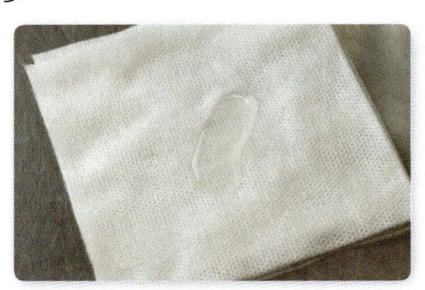

潤滑剤はティッシュペーパーにとり，右手の示指に塗る

摘便

4 指の挿入，摘便 ▶4-3

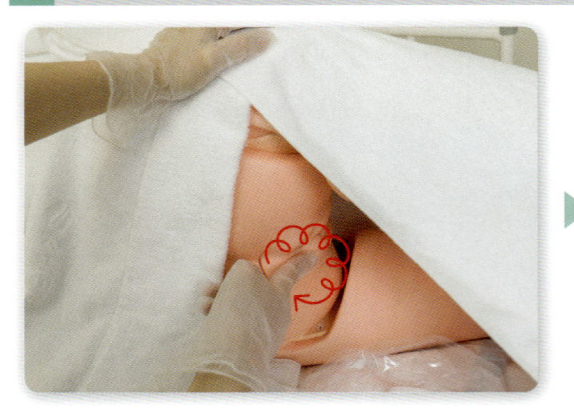

❶挿入前に肛門部周囲をマッサージする
❷患者に口で呼吸するように声をかける
　根拠 肛門括約筋，腹圧を緩める

> **コツ** マッサージと，口での呼吸により指を挿入しやすくなる
>
> 肛門部周囲のマッサージと，口で呼吸をすることで，腹部や肛門括約筋の緊張が緩み，指を挿入しやすくなる．

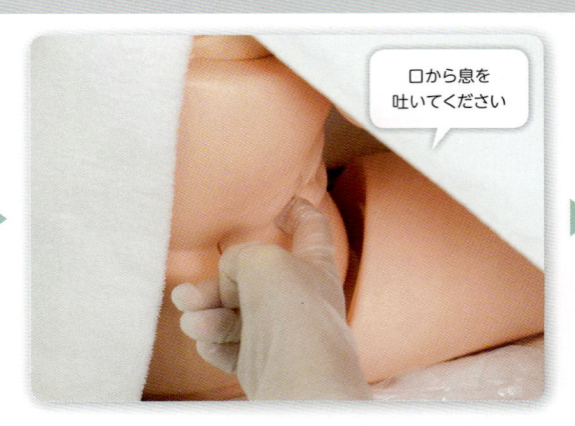

❸患者の呼気に合わせて示指を静かに肛門に挿入する
　根拠 呼気で肛門括約筋が緩みやすい
❹直腸内で，触れた便の硬さや位置を確認する

（口から息を吐いてください）

> **コツ** 便を排出させるコツ
>
> ▷硬い便の場合は，便塊を中に押し込まないように注意しながら，腸壁に沿って指を入れていき，便を出しやすい方向にして出す．
> ▷腸管や肛門を傷つけないように気をつけながら，触れる範囲の便を取り出す．
> ▷肛門に入れた指を激しく動かすと，患者が痛がるため，肛門に負担をかけないようゆっくりやさしく行う．
> ▷掻き出すというよりも，指の背にあるものは背に乗せ，指の腹に触れるものは腹で誘導し，排出させるイメージで行う．
> ▷指を挿入したとき，もしくは少し便が出たら，それらが刺激となり腹圧をかけてもらうと便が出てくることがある．
> ▷軟便が出てくるケースもあるので，汚染に注意する．

4 摘便ができる

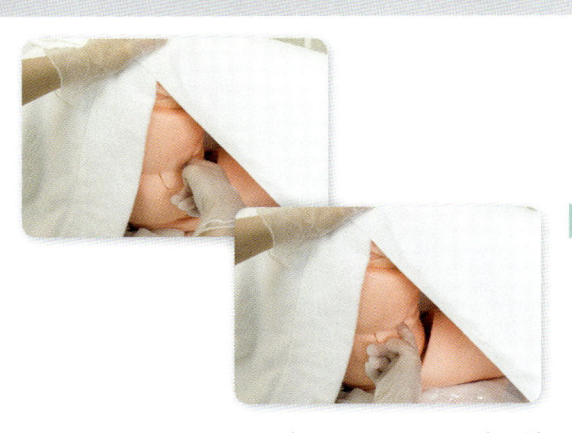

❺指を直腸壁に沿わせながらゆっくり回し，直腸壁から便塊を遊離する

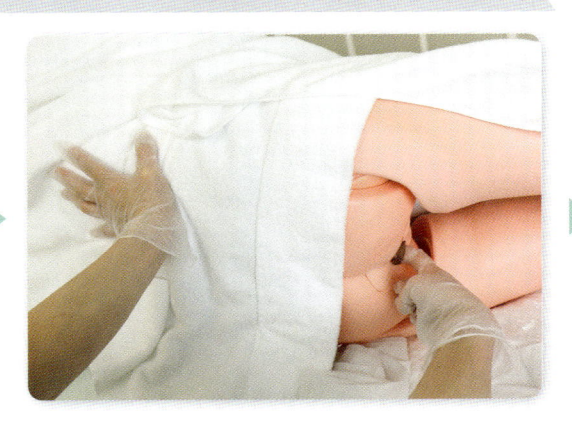

❻肛門部に近い便から少しずつ掻き出す

ポイント
▶便塊が大きい場合は小さく砕きながら掻き出す
▶直腸内に便が触れなくなるまで繰り返す

注意 直腸を傷つけない

力を入れすぎたり，直腸壁から便塊を無理にはがすなどして直腸を傷つけないように注意する．

摘便

コツ 便摘出のイメージ

①指を回して直腸壁から便塊を遊離する

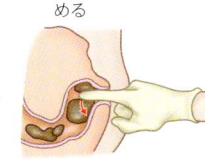

②便塊を少しずつ削り取るように摘出を始める

③さらに便塊の摘出を進めていく

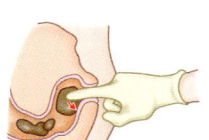

④肛門輪を指で保護しつつ刺激を加え便塊を出す

腹圧

⑤便が出るタイミングで軽くいきんでもらうと排出されやすい

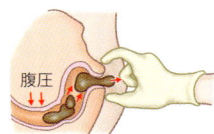

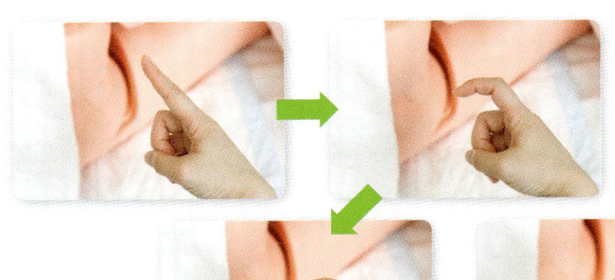

直腸内でここまで指は動かないが，指をゆっくり回すようなイメージ

109

摘便

4 指の挿入，摘便（つづき）

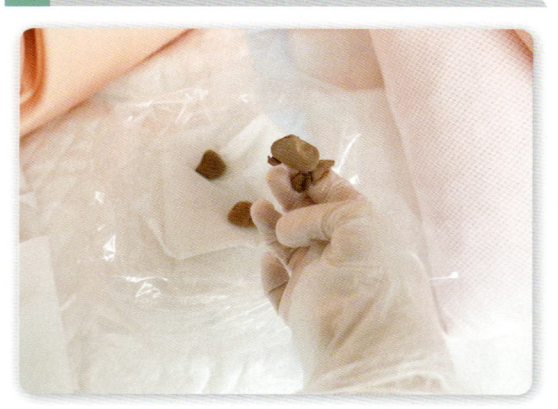

❼掻き出した便は周囲に触れないよう注意しながらゴミ袋へ入れていく
❽肛門周囲が便で汚染されたときや手指に付着した便をぬぐうときは，用意したトイレットペーパーを使う

> **コツ　指が便で著しく汚染した場合は，重ねた手袋を換える**
> 左手は清潔を保っておく．右手の汚染が激しい場合には重ねた手袋のいちばん上のみを外し新しいものに交換していくことで，効率よく清潔に作業することができる．

5 後片づけ

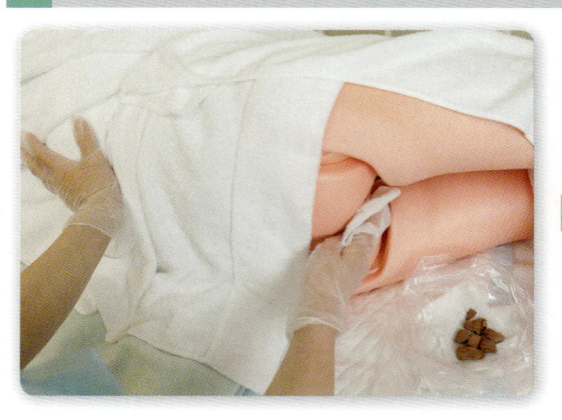

❶直腸内に便が触れなくなったら肛門部を軽くトイレットペーパーで押さえる

> **観察　便の性状を再度アセスメントする**
> □性状（ブリストルスケール☞p80）
> □色
> □量
> □異物はないか
>
> ▶摘便後の便はビニール袋に入れ，ワゴンの下の台に載せておく

> **コツ　摘便後の始末**
> ▷ゴミ袋にトイレットペーパーを入れ，便が外から見えないように配慮する．
> ▷便器にはカバーをかける．

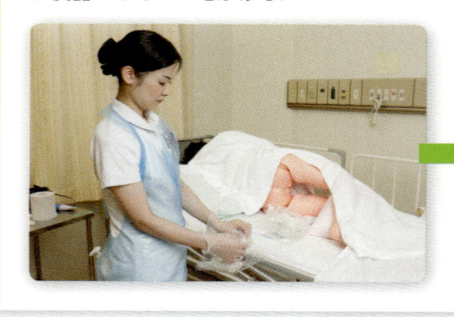

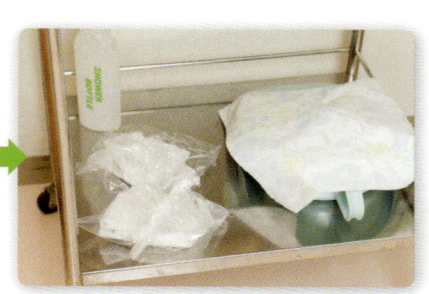

110

4 摘便ができる

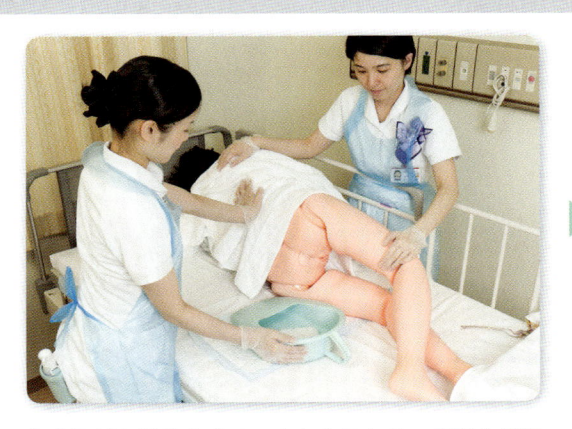

❷残便が自然排出することもあるため，患者を仰臥位に戻して便器を当て，様子をみる

ポイント
▶排尿を誘発した場合の飛散汚染防止のため，女性の場合は陰部にティッシュペーパーを当てる．男性の場合は尿器を当てる
▶排便の体勢を整える（浣腸 p98）

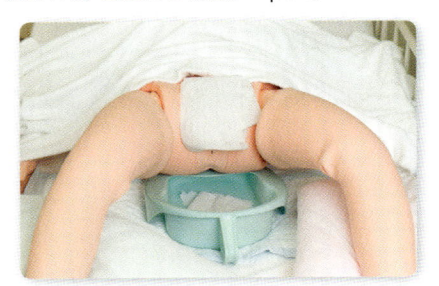

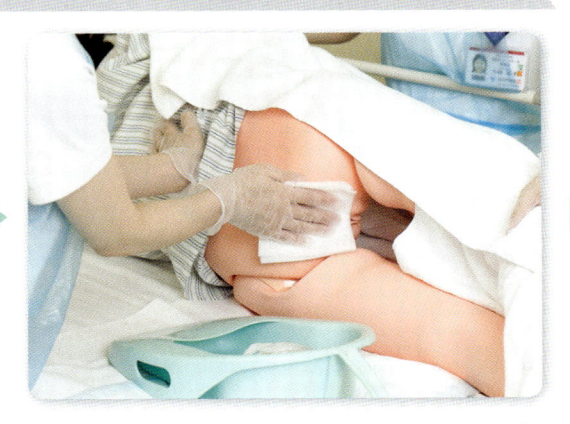

❸残便感や便意が消失したら，トイレットペーパーで肛門周囲を拭く

ポイント
▶必要時には陰部洗浄を行う

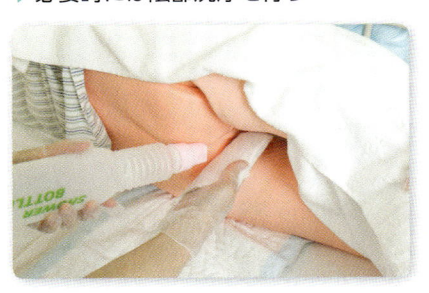

摘便

摘便

5 後片づけ(つづき)

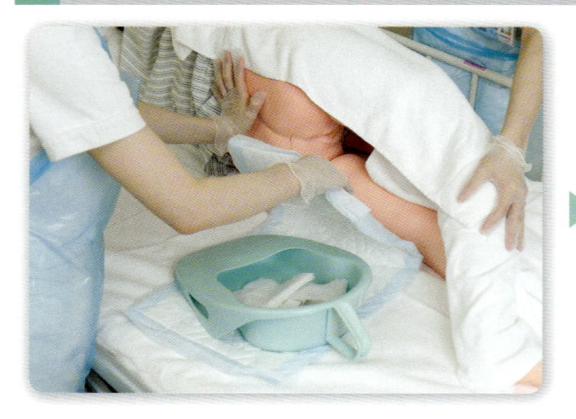

❹吸水シーツ,便器を外す

観察 便の性状を再度アセスメントする
- □ 性状
- □ 色
- □ 量
- □ 異物はないか

コツ 便器を外すコツ ▶4-4
- ▶便器を外すため側臥位になってもらう際には,痛くならないようゆっくりと動いてもらう.
- ▶周囲の寝衣やリネンを汚染しないように注意しながら外す.

コツ ワゴンの上段と下段を使い分ける ▶4-5
根拠 ゾーニング(☞p37)

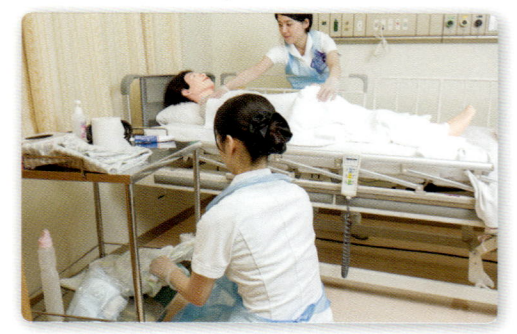

ゴミ袋(便),便器,陰部洗浄用品は下段に

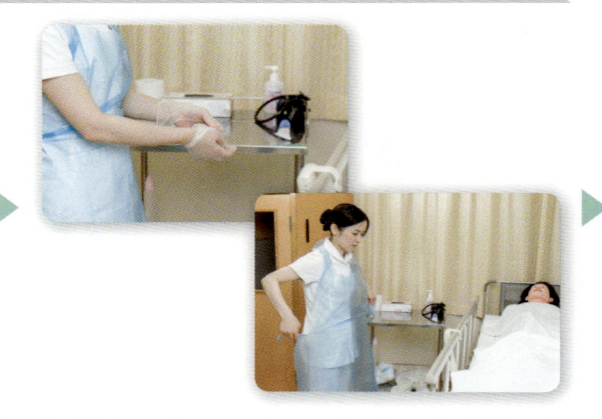

❺手袋とエプロンを外し,ゴミ袋に入れ(手袋の外し方☞p24),手指衛生を行う
❻寝衣,寝具を整え,換気をする
❼ナースコールを手元に置き,ベッドの高さ,ベッド柵などを戻し,挨拶をして退室する
❽ゴミを感染性廃棄物として所定の場所に廃棄する
❾記録する

観察 摘便実施後の観察
- □ 施行前後のバイタルサインの変化
- □ 患者の状態
- □ 残便感の有無(患者の反応)
- □ 肛門の状態
- □ 腹痛・腹部不快感の有無
- ➡必要時,医師に報告する

必修 排泄物・便器・尿器の洗浄

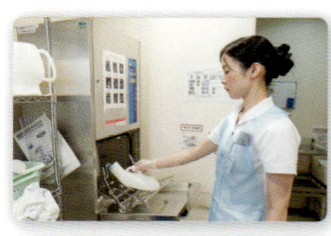

尿器・便器を洗浄する

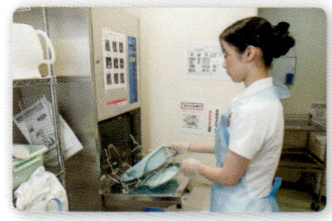

排泄物を入れたまま尿器・便器ごと洗浄する

112

導尿・浣腸・摘便に関する合併症・事故の予防と対処

▶表5　導尿に関する合併症・事故の予防と対処

	原因	症状と対応	予防策
尿道損傷	留置カテーテルを留置する際，尿流出を確認せずにバルーンを拡張する 挿入時にカテーテル先端で尿道壁を損傷する 事故（自己）抜去など無理にカテーテルを引き抜く	出血 ➡損傷部位からの感染を防ぐため，抗菌薬投与を検討する 水分摂取，必要時止血剤	十分な長さを挿入し，尿の流出を確認後にバルーンに固定水を注入する 尿の流出がない場合は，少し待って尿の流出を確認した後に，バルーンを拡張する
尿路感染・尿路結石	カテーテル挿入時，尿道内に細菌が入る ▷カテーテルと尿道粘膜との間隙 ▷カテーテルと蓄尿バッグの接合部 ▷蓄尿バッグの排尿口 ▷外尿道口	発熱，腰痛，背部痛，尿混濁 ➡バイタルサインの測定，抗菌薬の投与，水分摂取	挿入前に，入浴またはシャワー，陰部洗浄を行う 実施者は手洗い，手指消毒，滅菌手袋を装着し，清潔操作で行う 挿入部の消毒 カテーテルの固定，挿入部の清潔ケア 尿の逆流防止（蓄尿バッグやカテーテルは床に触れない高さ，患者のカテーテル挿入部より低く） 可能な限り早期に抜去する
陰茎・陰嚢の血行障害，びらん，潰瘍	陰茎を下向きのまま固定することによって，カテーテルの重みで陰嚢との間に血行障害が生じる	びらん，潰瘍 ➡医師に報告，治療	陰茎は上向きに固定する
自然抜去	留置カテーテル固定の不備 バルーンの破損，固定水の不足	カテーテルが意図せず抜ける ➡医師の指示に従って対処する（再挿入など）	カテーテルの固定は下腹部あたりに適切に行う バルーンの固定水を必要量注入する
アレルギー	カテーテルの素材（ラテックス）による	アレルギー症状 ➡ただちに抜去，医師に報告，アナフィラキシー治療薬投与	アレルギーの既往を必ず確認する ラテックスフリーのカテーテル使用
自己抜去	せん妄，意識障害などで無意識にカテーテルを引き抜く	尿道損傷，出血 ➡損傷部位からの感染を防ぐため，抗菌薬投与を検討する 水分摂取，必要時止血剤	固定を強化する 患者の行動観察 患者の不快症状の除去
事故抜去	意図せず，カテーテルを引っ張って抜いてしまう（引っかかる，激しい体動など） 固定テープのはがれ	尿道損傷，出血 ➡損傷部位からの感染を防ぐため，抗菌薬投与を検討する 水分摂取，必要時止血剤	患者に注意点，予防方法を説明しておく 環境整備（リスクを除いておく） 固定状況の観察

▶表6　浣腸に関する合併症・事故の予防と対処

	原因	症状と対応	予防策
直腸穿孔	側臥位以外で浣腸を行う 抵抗がある際に無理にカテーテルを挿入する	疼痛，ショック症状 ➡すぐに医師を呼ぶ．バイタルサイン測定，ショックの有無の観察，X線検査（腹腔内への空気の漏れの有無），緊急手術，抗菌薬投与	立位による浣腸は禁忌，必ず左側臥位で行う カテーテル挿入時に抵抗を感じたら無理に挿入せず中止する カテーテル挿入の長さを遵守する
溶血・腎不全	直腸粘膜からグリセリンが血中に吸収される	血尿，疼痛 ➡医師に報告する．2時間程度の経過観察	腸管内出血，腹腔内炎症のある患者，腸管に穿孔がある患者には浣腸は禁忌
浣腸器のキャップ，ストッパーの直腸内遺残	キャップをつけたままカテーテルを挿入 カテーテル挿入時に誤ってストッパーを直腸内に押し込んでしまう	疼痛 ➡すぐに医師を呼び，バイタルサインを測定する．医師による触診，内視鏡検査，X線検査（穿孔の有無確認）が行われる．状況によって試験開腹	カテーテル挿入時，キャップを必ず外す 浣腸時は，ストッパーが直腸内に入りこまないよう，目視しながら行う．カテーテル挿入の長さ遵守する（5～6 cm）
血圧変動・排便失神（状況失神）	排便によって血圧の変動が短時間で起こる 排便によって迷走神経が刺激される	気分不快，めまい，意識消失，脳・心血管障害 ➡医師に報告，バイタルサインの測定，安静臥床，下肢挙上，抗コリン薬投与	前徴症状（悪心，動悸，発汗など）に気づいたら臥床し，下肢挙上する

▶表7　摘便に関する合併症・事故の予防と対処

	原因	症状と対応	予防策
直腸・肛門損傷	便塊の無理な剥離や爪などによる腸粘膜の損傷 無理に指を挿入したり動かしたりする肛門部の損傷	疼痛 ➡医師に報告する．内視鏡検査，抗菌薬投与（損傷部からの感染防止）	爪をあらかじめ切っておく 潤滑剤を十分に塗布する 便の掻き出しはゆっくりと行い，傷をつけないよう，無理に行わない 直腸壁にはりついた便塊は静かにゆっくりはがす 指の挿入や動かすことによる痛みを訴えるときは中止する

〔参考文献〕
任和子，秋山智弥編：根拠と事故防止からみた基礎・臨床看護技術，医学書院，2014
大野義一郎：感染対策マニュアル第2版，医学書院，2013
西村かおる：アセスメントに基づく排便ケア，中央法規出版，2008
西村かおる編著：コンチネンスケアに強くなる排泄ケアブック，学習研究社，2009
竹尾惠子監：看護技術プラクティス第3版，学研メディカル秀潤社，2014
医療情報科学研究所：看護技術がみえる2，メディックメディア，2013
川西千惠美：やってはいけない看護ケア，照林社，2010
住吉正孝：神経調節性失神（状況失神），特集失神─診断の進歩─，昭和医会誌，71(6)，2011
任和子ほか：系統看護学講座専門分野Ⅰ基礎看護学[3]基礎看護技術Ⅱ，第16版，医学書院，2013
日本看護技術学会技術研究成果検討委員会グリセリン浣腸班：グリセリン浣腸Q&A，2011
日本泌尿器科学会 泌尿器科領域における感染制御ガイドライン作成委員会（代表 松本哲朗）：泌尿器科領域における感染制御ガイドライン，日本泌尿器科学会誌，100(4)，2009
グリセリン浣腸添付文書
日本医療機能評価機構：「グリセリン浣腸実施に伴う直腸穿孔」（医療安全情報No.3）について，医療事故情報収集等事業第31回報告書，p148〜152，2012
山田正己，田中靖代：安全で苦痛の少ない摘便法：EB Nursing，9(3)：298〜305，2009
日本緩和医療学会：がん疼痛の薬物療法に関するガイドライン，2010

索引

欧文・数字

S状結腸　78
1 Fr　2
1日の尿量　5
10％ポビドンヨード液　9, 18
50％グリセリン液　93

あ

アクアフィルム®　99
アダプター（浣腸器の）　93
アニスムス　82
アレルギー　113

い

胃・結腸反射　79
一時的導尿　2, 52, 65
イレウス　83
陰茎　32, 69
──の潰瘍・びらん・血行障害　38, 113
陰茎組織の壊死　114
陰部洗浄　40

う

ウロクローム　5
ウロビリン　5
運動不足　82

え

塩化ベンザルコニウム　8, 20

お

横行結腸　78
黄色の便　81
オールシリコンのカテーテル　3

か

ガーゼ　9
外肛門括約筋　78
回腸　78
外尿道括約筋　4
外尿道口　4, 19, 29
──の発赤　39
灰白色の便　81

海綿体部の長さ　31
カウパー腺　34
隔膜部の長さ　31
下行結腸　78
硬い便　80
褐色尿　6
カテーテル　2, 16
──挿入時の内部の様子（男性の導尿）　33
──の形状　2
──の交換　42
──の固定　25, 37
──の材質　3
──の選択　8, 52
──の挿入（導尿）　21, 33, 59, 70
──の抜去（一時的導尿）　62, 74
──の留置期間　39
──（フォーリー型2 way）の構造　29
──留置後の観察　27
──留置後のズボンのはき方　26
──留置中の観察　42, 43
──留置中の細菌の侵入経路と増殖　41
──留置中の日常生活の観察と指導　43
──を操作する手　19
──を引き抜く方向　47
カテーテル（浣腸器の）　93
──の挿入　95
──の目盛り　94
下腹部　83
──の違和感　39
下部消化管の解剖と機能　78
換気　100, 112
緩下薬　80
感染性リネン用ランドリーボックス　99
感染の徴候　39
浣腸　84
──後の対応　100
──実施前のアセスメント　88
──と循環動態　90
──に関する合併症・事故の予防と対処　114
──の禁忌　85, 88
──の作用　84
──の適応　85
浣腸液の注入　92, 96

浣腸液の適温　90
浣腸器　89，93
──のアダプター　93
──のカテーテル　93
──のキャップ（潤滑剤付き）　94
──の準備　92
──のストッパー　94
嵌入便　82

き

器質性便秘　81
亀頭部　32，69
機能性便秘　81
逆行性感染　26
記録のポイント（浣腸）　100
記録のポイント（導尿）　28，64，76
銀コーティングのカテーテル　3
金属音　83

く

空腸　78
グリセリン　18
グリセリン浣腸器　89，93
グリセリン浣腸後の血尿　100

け

痙攣性便秘　81
血圧の変動　82，114
血行障害（陰茎・陰嚢の）　38
血尿　6，39
──（グリセリン浣腸後の）　100
下痢　80

こ

肛門　19，78，91
肛門管　78
肛門狭窄　82
コールラウシュひだ　78
黒色の便　81
骨盤神経　4，79
固定水注入口　16，22，29，35
固定水を抜く　46
固定テープ　24

固定バルーン　16，22，29
──の固定　22，23，35
コロコロ便　80
混濁尿　6，43

さ

臍部　83
坐骨　78
左側臥位　92
残尿感　39
サンプルポートからの尿採取　44

し

弛緩性便秘　81
糸球体　5
事故抜去　113
止瀉薬　80
持続的導尿　2，8，29
──の管理　39
シャワー浴　40
収縮時の直腸横ひだ　78
潤滑剤　9，18
──（摘便の）　107
──付きキャップ（浣腸器）　94
──の塗布　18，31
小陰唇　20
──の消毒の原則　20
状況失神　82，114
上行結腸　78
使用済み消毒綿球が通るルート　13
小腸　78
消毒　19，32
消毒薬　9，18
小片便　80
食事療法（便秘・下痢時の）　80
触診（腹部の）　83
ショック　22，61
シリコンコーティングのカテーテル　3
腎盂腎炎　39
心窩部　83
神経系の障害（排便反射の）　82
親水性コーティングのカテーテル　3
腎臓　5

117

腎不全症状　100，114

す

水溶性潤滑剤　3，18
水溶性ランドリーバッグ　99
水様便　80
ストッパー（浣腸器の）　94
　──の直腸内遺残　114

せ

清潔区域　13
　──と不潔区域の区別　19，55，56
精巣上体炎　39
整腸薬　80
精密尿量計付き蓄尿バッグ　27
赤色の便　81
接続チューブ　16
仙骨　91
蠕動運動　79
前立腺　34
前立腺炎　39
前立腺部の長さ　31

そ

ソーセージ状の便　80
ゾーニング　37

た

タール便　81
体液の恒常性　5
大腸　78
打診（腹部の）　83
多尿　6
蛋白尿　6

ち

チーマンカテーテル　2
蓄尿バッグ　9，16，17
　──の交換　42
　──の固定　26
　──の取り扱い　27
腟　4，19
虫垂　78

聴診（腹部の）　83
腸蠕動音の消失　83
腸蠕動の促進　80
腸の狭窄　82
腸の癒着　82
腸閉塞　83
直腸　78，91
　──の蠕動　79
直腸性便秘　81
直腸穿孔　91，96，114
直腸前壁　91
直腸損傷　114
直腸内圧　79
直腸内遺残（浣腸器のキャップ・ストッパー）　114
直腸膨大部　78
直腸横ひだ　78
直腸瘤　82

て

泥状便　80
摘便　84
　──実施後の観察　112
　──実施前のアセスメント　103
　──に関する合併症・事故の予防と対処　114
　──の禁忌　85
　──の作用　84
　──の適応　85
手袋の外し方　24
天然ラテックスゴムのカテーテル　3

と

トイレットペーパーの丸め方　106
導尿　2
　──に関する合併症・事故の予防と対処　113
　──の適応　2
兎糞状の便　80
トレイ　9
　──内の物品の準備　16，29，56

な

内肛門括約筋　78
内尿道括約筋　4
内尿道口　4，29

に

乳び尿　6
尿　5
──のpH　5
──の異常　6
──の逆流・停滞　39
──の流出確認　22，35
尿意　4
尿器の洗浄　64，76，112
尿器を置く位置　54
尿混濁　39
尿採取　44
尿失禁　6
尿道　4，29
──の解剖と機能　4
──の長さ　18，31
尿道損傷　113
尿道粘膜損傷　39，113
尿道留置カテーテル　2
尿道瘻　38
尿閉　6
尿漏れ　42
尿量異常　6
尿量測定　27
尿路感染　39，113
──対策　39，40
尿路結石　39，41，113

ね

熱可塑性エラストマーのカテーテル　3
ネラトンカテーテル　2
粘土色の便　81

の

濃縮尿　6
膿尿　6

は

排泄物の処理　112
排尿　4
──（一時的導尿の）　59，70
──の異常　6
──のしくみ　4
──を促すカテーテルの動かし方　62
排尿筋　4
排尿口　16
排尿障害　6
排尿痛　39
排尿抑制　4
排便　79
──後の観察　99
──後の始末　110
──と血圧の関係　82
──に関するアセスメント　83
──による迷走神経反射　90
排便失神　82，114
排便習慣　80
排便反射　79
──の神経系の障害　82
バスタオルの掛け方　10
発熱　39
バルーンの固定　22，23，35，36
瘢痕化　82

ひ

左下腹部　83
左季肋部　83
左上腹部　83
びらん（陰茎・陰嚢の）　38
頻尿　6，39

ふ

フォーリー型（2 way）カテーテル　2，9
フォーリー型（3 way）カテーテル　2
不快感　39
腹圧　91
腹部のフィジカルアセスメント　83
不潔区域　13
浮腫　39
普通便　80
浮遊物　39
プラスチック鑷子　9
ブリストルスケール　80

へ

便　80

――が出ない 82
――で汚染されたリネン 99
――摘出のイメージ 109
――の色 80, 81
――の処理方法 100
――を排出させるコツ 108
便意 78, 79
便器 89
――の処理 100, 112
便失禁 82
便秘 80, 81
――時の食事療法 80

ほ

包茎 32, 69, 75
膀胱 4, 29
――の解剖と機能 4
膀胱炎 39
膀胱頸部 34
膀胱内圧 4
膀胱内留置カテーテル挿入キット 8, 9
防水シート 9
乏尿 6
包皮 32, 69

み

ミオグロビン尿 6
右下腹部 83
右季肋部 83
右上腹部 83
ミルキング 40, 43

む

無症候性細菌尿 40
無尿 6

め

滅菌蒸留水 22, 35
――入りシリンジ 9
滅菌済み膀胱内留置カテーテル挿入キット 8, 9
――の開封 12
滅菌済み膀胱内留置カテーテルと蓄尿バッグの構造 16

滅菌手袋 9, 13
――装着時の注意点 15
――の清潔・不潔 14
綿球 9

も

盲腸 78

や

やや硬い便 80
やや柔らかい便 80

ゆ

油性潤滑剤 3, 18
指の挿入（摘便） 108

よ

溶血 114
腰痛 39
ヨードアレルギー 8, 20

り

立位では行わない（浣腸・摘便） 85, 91
留置カテーテル 2
――の抜去 45
――抜去の判断基準 46
――抜去後のトラブル 49

れ

裂肛 82

わ

ワゴンの上段と下段 37, 112